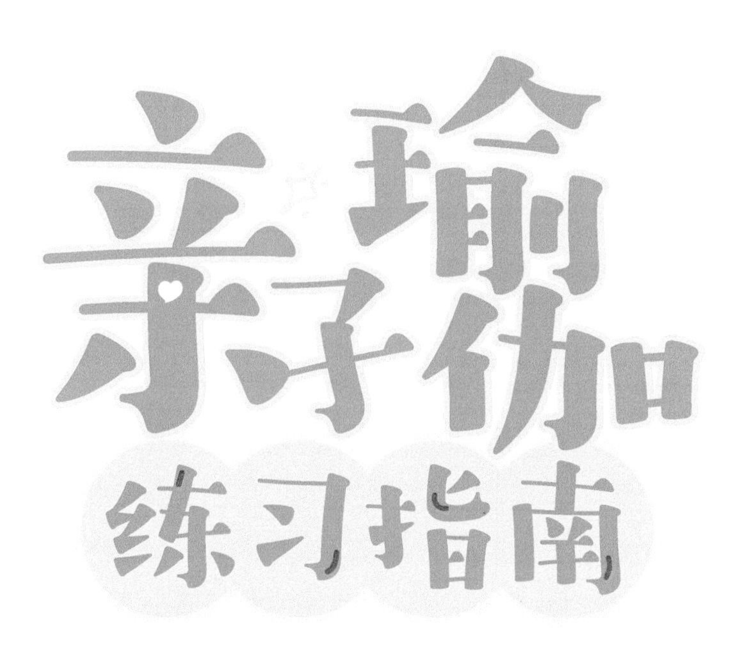

提高孩子专注力、沟通力、创造力和情绪管理能力的瑜伽游戏

李夏 编著

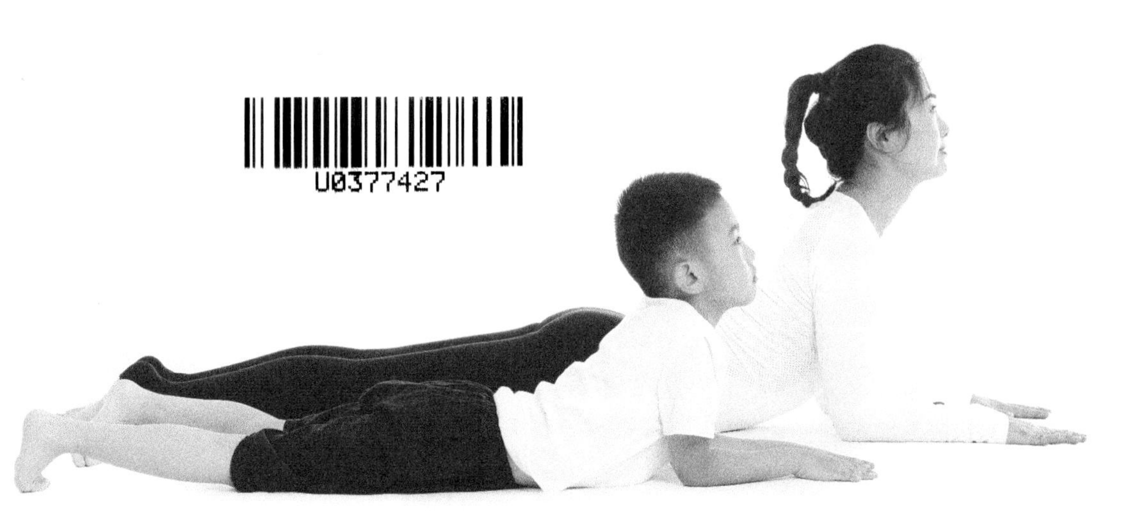

人民邮电出版社
北京

图书在版编目（CIP）数据

亲子瑜伽练习指南 ：提高孩子专注力、沟通力、创造力和情绪管理能力的瑜伽游戏 / 李夏编著. -- 北京 ：人民邮电出版社，2023.1
ISBN 978-7-115-59637-6

Ⅰ. ①亲… Ⅱ. ①李… Ⅲ. ①瑜伽－少儿读物 Ⅳ. ①R161.1-49

中国版本图书馆CIP数据核字(2022)第226838号

内容提要

本书是国际少儿瑜伽协会儿童瑜伽讲师李夏专为家长和孩子编写的亲子瑜伽练习书。全书共有7个章节，通过故事引入激发孩子兴趣，同时提供亲子互动游戏方法，以及适合家长与孩子一起练习的瑜伽体式。书中的每一个瑜伽体式都有步骤说明、体式功效和温馨提示等详细的指导，方便家长带着孩子一起练习，帮助孩子爱上运动，提高专注力、沟通力、创造力和情绪管理能力。

本书适合想与孩子一起练习瑜伽的新手家长及亲子瑜伽爱好者阅读，对于瑜伽教练也具有一定的参考价值。

◆ 编　　著　李　夏
责任编辑　裴　倩
责任印制　马振武

◆ 人民邮电出版社出版发行　　北京市丰台区成寿寺路11号
邮编　100164　　电子邮件　315@ptpress.com.cn
网址　https://www.ptpress.com.cn
北京九州迅驰传媒文化有限公司印刷

◆ 开本：700×1000　1/16
印张：10.25　　2023年1月第1版
字数：151千字　　2024年11月北京第2次印刷

定价：59.80元

读者服务热线：(010)81055296　印装质量热线：(010)81055316
反盗版热线：(010)81055315
广告经营许可证：京东市监广登字20170147号

CONTENTS

目录

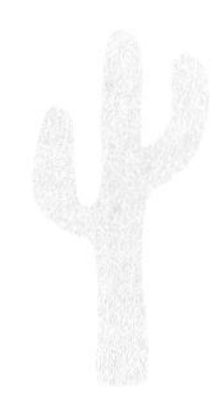

第1章 亲子瑜伽游戏，高质量地陪“玩”

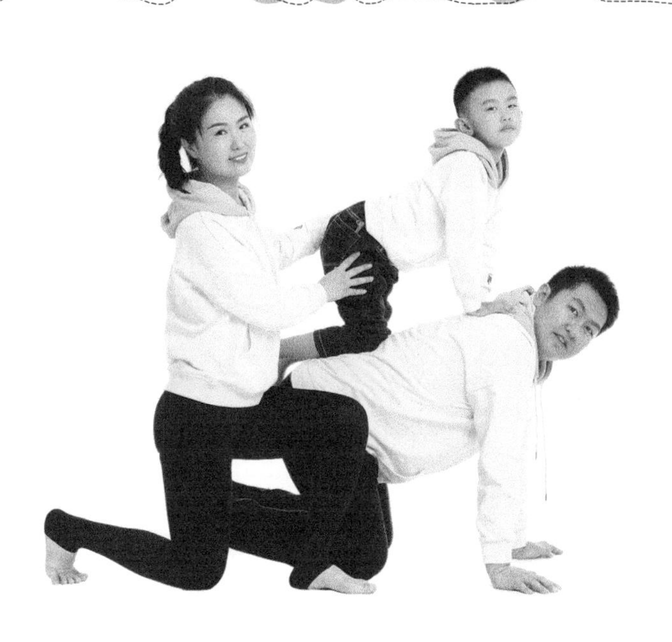

孩子的降生让每个家庭成员都面临着家庭角色的重大转换。新手父母不仅要学会怎样让孩子健康成长，更要学会和孩子相处。面对这个全新的世界，孩子充满了好奇，需要有人帮助他认识这个世界，而父母则是其中最重要的角色。爱“玩”是孩子的本性，如何高质量地陪“玩”，帮助孩子在“玩”中成长，是每一对父母的必修课。

1.1 亲子瑜伽游戏，高质量陪伴，“玩”出孩子的六大能力

我的孩子名字叫冬冬，我清楚地记得他刚出生时，我和先生非常迷茫和焦虑。面对一个只会用“哭闹”表达需求的婴儿，我们常常束手无策。尤其当孩子遇到身体上的不适时，我们更是焦头烂额。孩子慢慢学会说话后，家庭教育成为重头戏。我们希望他健康、快乐，更希望他能够全面发展，不输在起跑线上。家里的育儿书和绘本堆成了小山。不仅如此，我们还定制了符合他年龄段的玩具，可以说是非常细致地呵护他在每个阶段的成长。

其实这样的家长不在少数，关注家庭教育的家长都有类似的经历，不得不说，有时真让人身心俱疲。家长有自己的工作，还要花很多的心思养育孩子，面对工作和家庭的双重压力，家长需要找到一种愉快、轻松的方式去和孩子相处。

作为一名成人瑜伽老师的我自从有了孩子，便开始尝试带着孩子练习瑜伽，同样也会定期开设亲子瑜伽课程，课程深受家长们的喜爱。亲子瑜伽作为一种健身方式，不仅可以强身健体，更可以放松身心。而在和孩子一起练习瑜伽的过程中，游戏的方式让瑜伽充满趣味。尤其是3~6岁的孩子，他们在玩中练习，在练习中慢慢发生变化，家长也学会了和孩子相处。在练习过程中，我们可以看到孩子在以下几个方面有明显的改变。

✿ **提高免疫力**：瑜伽将力量与柔韧性结合，通过各种体式充分按摩身体，加速新陈代谢，能有效提高孩子的免疫力。

✿ **提高专注力**：瑜伽练习中有很多平衡练习，而平衡练习则可以有效地提高孩子的专注力，尤其是对于3~6岁的孩子，可帮助其形成良好的专注力，为小学阶段的学习做好准备。

✿ **提高情绪管理的能力**：孩子因为大脑的发育还不够成熟，所以常常将喜怒哀乐都表现在脸上，也很难控制自己的情绪，而瑜伽中的呼吸练习能够帮助孩子稳定情绪，提高情绪管理能力。

✿ **开发想象力**：想象力是创造的源泉，天马行空的想象让孩子充满创造

力，而创造力则会让世界变得不同，亲子瑜伽可以帮助孩子在游戏中发展想象力，在孩子的心中种下创造的种子。

✿ **提高静下来的能力**：人们常说“静能生慧”，瑜伽能够帮助孩子享受安静，通过“五感”的刺激，让孩子学会静下来。

✿ **提高沟通力**：培养孩子的沟通力的最好方式之一就是“做游戏”，瑜伽游戏可以让家长和孩子学会交流、合作，为亲子间构建沟通的桥梁。

本书的后续章节介绍了具体的瑜伽动作和游戏，包括和孩子一起创作故事。希望家长可以用亲子瑜伽游戏的方式高质量地陪伴孩子，让其健康成长。

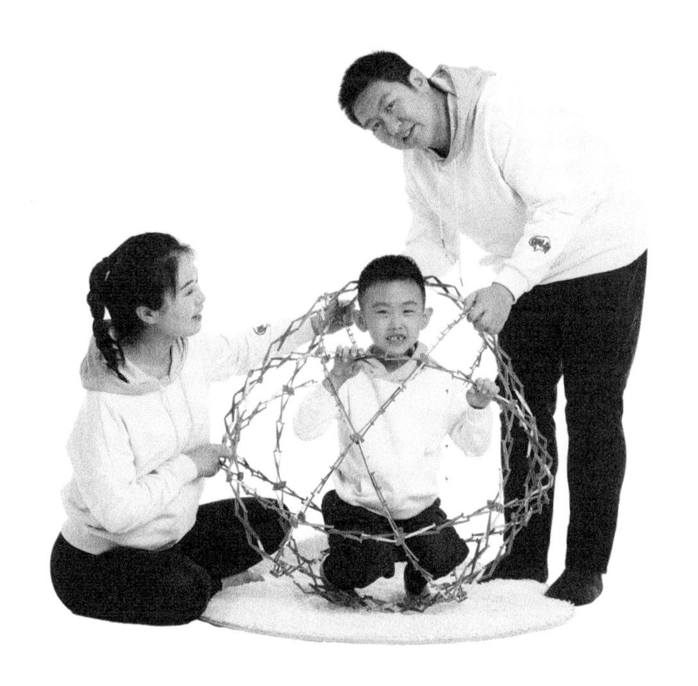

1.2 孩子是天生的“瑜伽大师”？亲子瑜伽的主角是孩子

说到亲子瑜伽，很多家长不敢尝试，因为他们觉得自己练习瑜伽就很困难，带着孩子练习岂不是难上加难！一提到“瑜伽”，人们的脑海中浮现的就是纤瘦的身材、高难度的动作或者长时间的静坐。提到亲子瑜伽时，家长们的脑海里更是充满了问号：我家孩子坐不住、柔韧性特别差、弯下腰手碰不到膝盖，能练习瑜伽吗?

其实，孩子是天生的“瑜伽大师”。

是不是特别不可思议？在说明这一点时，家长们首先需要认识到：“瑜伽”不仅仅意味着高难度的动作。瑜伽起源于古印度，据说古印度人发现自然界中的动植物生命力顽强，具有极强的自愈能力，于是便向大自然学习并模仿，瑜伽动作应运而生，从最初的几万个慢慢精练到现在的几百个。

而对于孩子而言，尤其是3~6岁的孩子，瑜伽练习更多的是在“模仿”：模仿动物和植物，有时也会创造自己想象的动作。我们刚刚说到孩子是天生的“瑜伽大师”，这是有根据的，因为孩子从出生到走路前做出的很多动作都和瑜伽动作相似。

孩子在刚出生时，首先学会的就是“抬头”。满月的婴儿在身体发育正常的情况下，会在趴着时尝试抬起自己的头，而这个动作就相当于瑜伽中的“小蛇式”，如图1-1所示。能做出这个动作，代表孩子发育得很健康，这也预示着孩子在快速地成长。

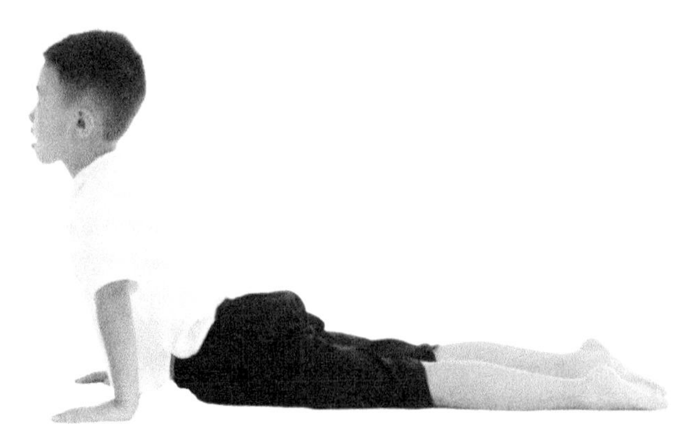

图1-1

孩子在0~3个月时，四肢会不由自主地用力蹬，手会向上抓东西，而这样的动作就相当于瑜伽中的“自行车式”，如图1-2所示，能做出这个动作代表孩子的四肢有力量。

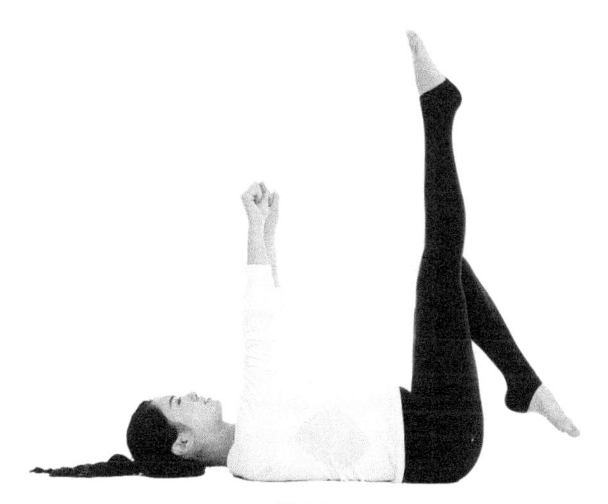

图 1-2

3~6个月时，孩子慢慢“找到”了自己的手和脚，有时还会将自己的脚放到嘴里咬一咬，这个动作就相当于瑜伽中的“快乐婴儿式”，如图1-3所示。做这个动作可以很好地放松背部，尤其是孩子长时间躺着，背部肌肉会不舒服，而孩子做这样的动作可以让自己的身体更舒适。

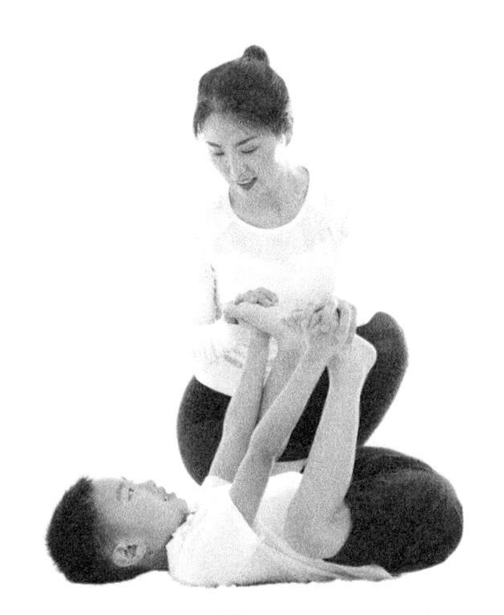

图 1-3

6个月时，孩子准备学习坐立了。孩子在学习坐立时，通常都是脚掌大致相对，有时候因为腰腹部力量还不够，头会碰到地面。而这个动作就相当于瑜伽中的“束角式”，如图1-4所示。做这个动作可以促进血液循环，有利于孩子的健康。

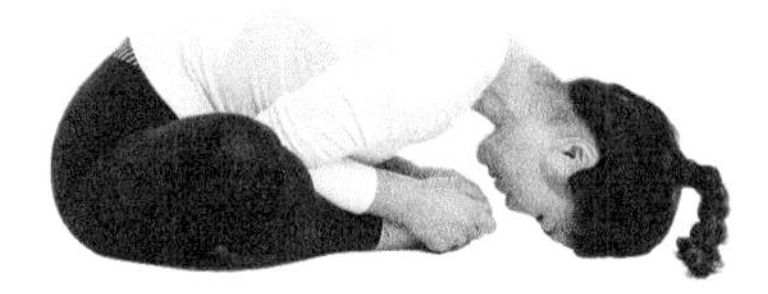

图1-4

7个月时，孩子准备练习爬了。孩子在还不太会爬时，通常是将肚子贴在地面上，手和脚都抬起来，跃跃欲试地准备向前爬行。而这个动作则相当于瑜伽中的“蝗虫式”，如图1-5所示。做这个动作可以锻炼孩子的背部肌肉，让孩子的脊柱更有力量。

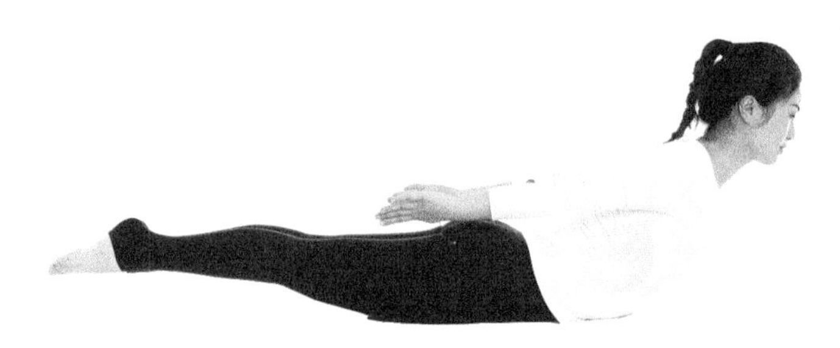

图1-5

8个月时，孩子爬得越来越顺畅了，这个爬行的动作则和瑜伽中的“猫式”非常相似，如图1-6所示。做这个动作可以让孩子的四肢更协调、更有力量，让脊柱更灵活。

10个月时，细心的家长会发现，孩子可以膝盖离地、双手双脚着地支撑一会儿了。这是孩子在学习站立，但因为站得还不稳，所以孩子会用手撑住地面保持平衡，而这个动作和瑜伽中的“双腿背部伸展式”非常相似，如图1-7所示。做这个动作可以舒展腿的后侧，放松脊柱和背部。

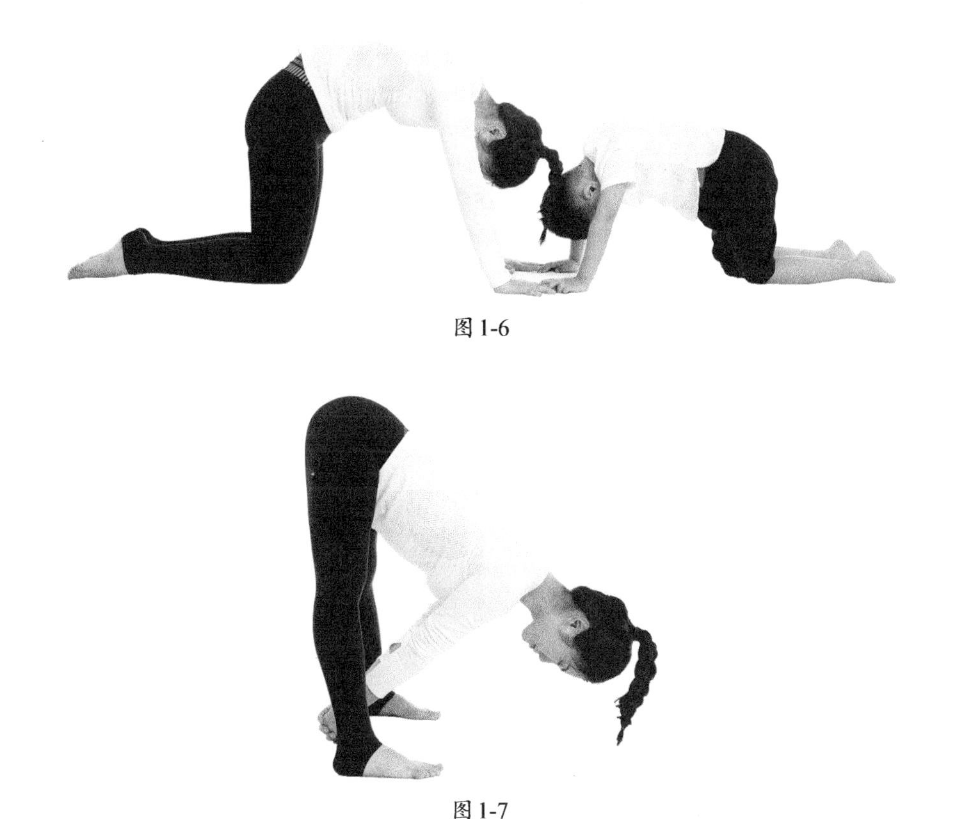

图1-6

图1-7

另外，瑜伽中有一个非常经典的放松体式叫“婴儿式”，如图1-8所示，很像婴儿在妈妈肚子里的样子，让人感觉非常放松。

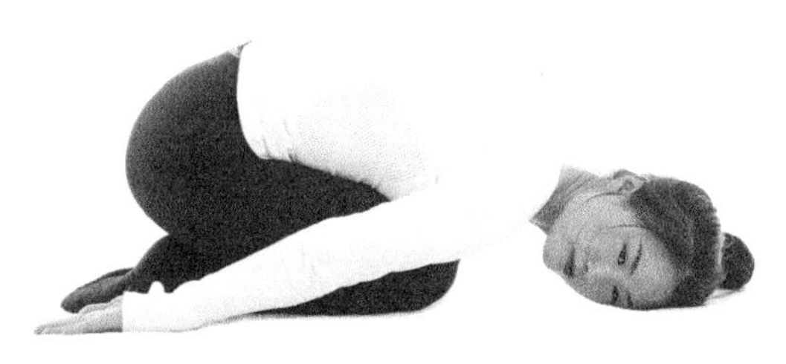

图1-8

经历了这一切后，孩子就迎来了他人生的第一步——开始学习行走。向前迈出第一步，代表了孩子在迅速发育，他会用脑控制肢体动作，保持身体平衡。

在孩子从出生到直立行走的成长过程中，我们看到了瑜伽动作的影子。也许有人说这就是巧合，但是这些瑜伽动作几乎出现在每一节瑜伽课中，而我们竟然从出生就会做这些动作！所以，孩子就是天生的“瑜伽大师”，让孩子练习瑜伽绝不是要其“拧成麻花”或者做高难度动作，而是在顺应孩子的发展的基础上，让孩子保留最原始的柔软和灵活，保持最初的健康、纯净的生命状态。

1.3 3~6岁关键期，让瑜伽启动孩子的生命能量

心理学教授提出：启动大脑有3把钥匙，它们分别是运动、游戏和阅读。不同于其他亲子活动，把重点放在活动过程上，亲子瑜伽更关注活动本身的意义，强调孩子和家长一起完成一件事的成就感，在进行瑜伽练习的同时强化亲子关系，可谓一举两得。

3~6岁是孩子发育的关键期，在这个阶段，孩子的身体迅速发育。尤其是进入幼儿园后，孩子将面临各种挑战。很多孩子一上幼儿园就开始生病，抵抗力下降。其实，无论是在身体素质方面还是团体生活方面，孩子都在一步一步“升级打怪”！帮助孩子培养较强的适应能力是非常有必要的。

很多家长会在孩子很小的时候给孩子报各种兴趣班，希望孩子能够全面发展。市面上的各种兴趣班令家长和孩子都眼花缭乱。这时亲子瑜伽慢慢进入了大家的视野，瑜伽课堂中渐渐有了孩子的身影，那么亲子瑜伽究竟能够给家长和孩子带来哪些帮助呢?

✿ 拥有健康的体魄。我们知道，只有身体健康才能更好地生活。但是，现在很多家长和孩子的身体都处于亚健康的状态。而瑜伽作为一种运动，首先带来的帮助就是促进身体健康。

瑜伽动作和呼吸练习都可以加强心肺功能，促进呼吸系统的健康，加快新陈代谢，提高抵抗力。瑜伽动作能锻炼儿童身体的柔韧性、平衡能力和灵活

性，可以促进骨骼发育，使孩子自然地抬头挺胸，纠正含胸驼背等坏习惯。

✿ **让孩子找到内在的快乐，拥有健康的心理。**生活在快节奏的都市中，孩子的压力越来越大。孩子们在学习的道路上你追我赶，不敢有半分松懈，孩子内心的快乐越来越少。

压力会给人带来紧张和不安的情绪，长时间承受压力会给人的心理健康带来不良的影响。压力不仅会让孩子丧失快乐，还会影响孩子的专注力，让孩子学习起来更费力。而瑜伽练习可以帮助孩子放松身心，让孩子找到内在的快乐，有一个健康的心理。

✿ **先“玩”到一起，然后“说”到一起。**很多家长反映，孩子越大越难管。其实孩子从2岁开始，就有了自己的想法。因此，在这个阶段，家长就要有意识地加强亲子间的交流，让沟通更加顺畅。而亲子活动则是很好的亲子交流方法：想要“说”到一起，先要“玩”到一起。所以，如果家长发现与孩子之间存在沟通问题，可以先尝试与孩子“玩”在一起。亲子瑜伽就可以让家长和孩子“玩”在一起。通过游戏和合作练习瑜伽，家长和孩子在配合中练习沟通，学会相互包容和支持对方，使关系更融洽。

✿ **将健康的生活状态变成习惯。**孩子爱吃零食是天性，就像成年人也常常忍不住吃“垃圾食品”，明知道对身体有害，依然抵挡不住口腹之欲。在练习瑜伽时配合健康的饮食，不仅能让身体保持健康，而且能够让心情愉悦。

1.4 亲子瑜伽5步法，“零基础”轻松带领孩子练习瑜伽

随着瑜伽的普及，很多家长跃跃欲试，想带领孩子练习瑜伽。但多数家长的方法是，在网上看到一些动作，就带孩子试着做一做，完成了开心地拍一张照片，没有完成就索性放弃。其实带着孩子练习瑜伽和个人练习瑜伽是有很大不同的，了解亲子瑜伽的步骤，才能让练习更有效。

家长在带着孩子练习瑜伽前一定要做好准备工作，以建立"仪式感"，例如和孩子一起布置好练习瑜伽的空间、放好音乐、换好衣服等。练习前家长要明确对孩子提出，希望能够一起努力练习、互相信任、互相合作。这样的仪式感可以建立孩子的规则感，让孩子像进入课堂一样，孩子在练习中也会更努力配合。接下来，就要进入正式练习了，一套系统的练习大致分成5个步骤。

✿第一步：课前热身

热身是练习瑜伽前必须要做的，可以活动关节，让肌肉"热"起来，更好地保护骨骼和韧带，避免受伤。带着孩子热身可以选择简单的韵律操，也可以选择开合跳、高抬腿、深蹲等，如图1-9所示。

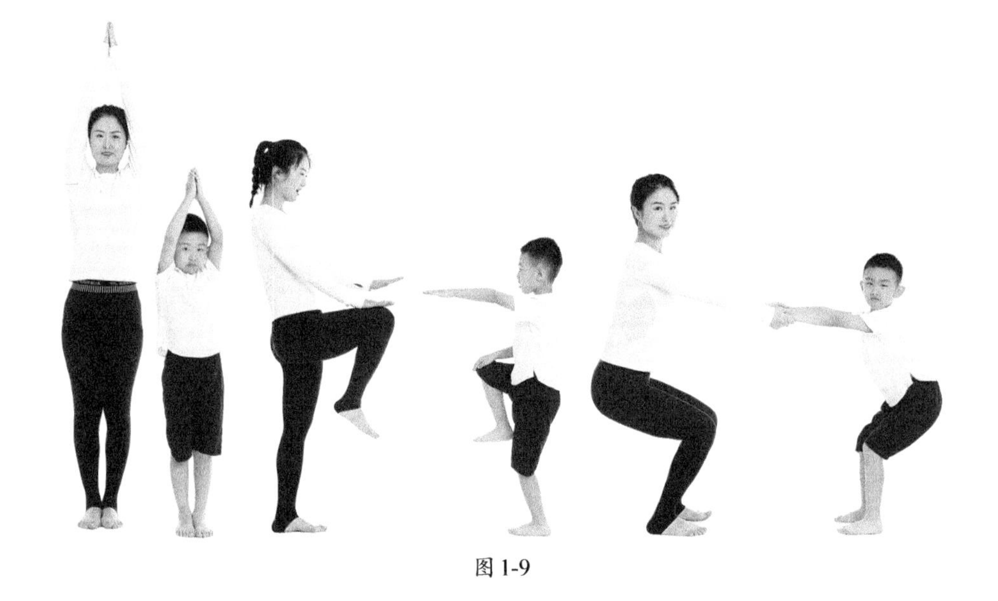

图1-9

✿第二步：故事引入

3~6岁的孩子最喜欢听故事，家长要为练习瑜伽创造一个主题，可以自编一个与主题相关的小故事，以引起孩子的兴趣。例如，"今天妈妈要带你去一个神秘的地方，这个地方有一条小河，小河的对面是一个小岛，你想不想跟妈妈一起去看看小岛上有什么有趣的东西呀？"把故事变成练习的主线，充分激发孩子的想象力和创造力。

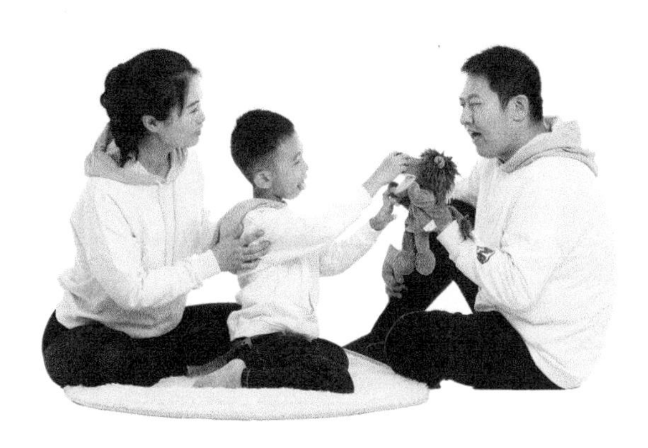

✿第三步：练习瑜伽

练习瑜伽时，为3~6岁的孩子安排2~3个瑜伽动作即可，让孩子多模仿和创造。具体动作可以参考后续的章节，需要注意的是，尽量保持动静结合。亲子练习时，先各自完成动作，再合作练习，还可以比赛，将简单的内容用不同的形式进行重复，孩子会更加喜欢练习。

✿第四步：亲子游戏

大部分孩子都喜欢做游戏，动作练习完成后，一定要和孩子做一个游戏。可以根据孩子的状态选择游戏的形式，游戏可以是本书中提到的，也可以是孩子平时喜欢的。

✿第五步：休息放松

做完游戏后，就要进行最后一个环节：休息、放松，调整呼吸，让身体平静下来。家长可以和孩子一起躺下休息3~5分钟，帮助身体恢复。

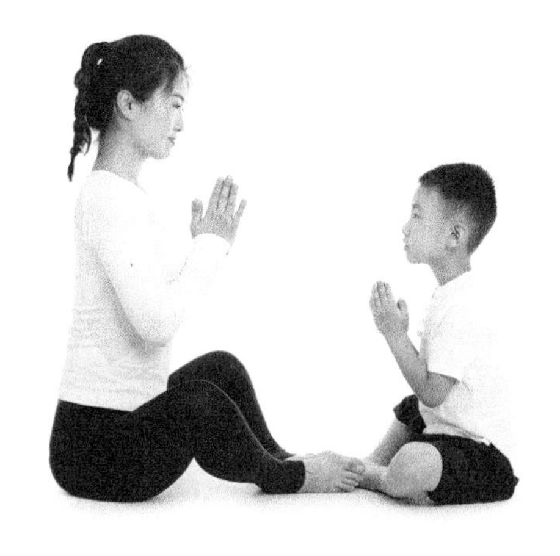

按照这样的步骤练习，不仅可以让孩子喜欢瑜伽，还可以让练习更加全面和完整。亲子关系也会在磨合中越来越默契，越来越融洽！

1.5 这些准备，让全家爱上瑜伽练习

在亲子瑜伽中，为了让孩子能够更投入练习，爱上瑜伽，家长可以做一些准备。

一、瑜伽道具准备

1. 瑜伽垫

瑜伽垫是瑜伽练习的必备物品，可以使我们避免受伤。孩子用的瑜伽垫可以选择10~20毫米厚的，材质可以是TPE或橡胶。瑜伽垫要尽量选择厚实、有弹性且防滑的，这样在运动时可以充分保护孩子。

2. 瑜伽球

瑜伽球分为大球和小球，可以用来做瑜伽游戏，家长要根据孩子的身高选择合适的瑜伽球。另外，可以给孩子准备表面带凸点的大球，让孩子用身体按压大球，刺激孩子的触觉，如图1-10所示。

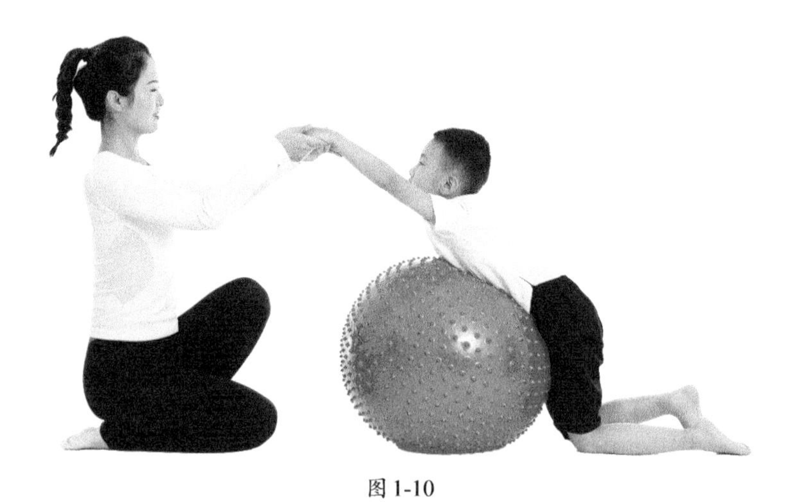

图1-10

3. 瑜伽砖

瑜伽砖包括泡沫砖、木屑砖和纯实木砖。家长和孩子练习瑜伽时可以选择有弹性且轻盈的泡沫砖。瑜伽砖主要用在辅助练习及亲子游戏中。

4. 平衡垫

平衡垫是充气的扁平垫，通常两面都有不同程度的凸起，可以充分刺激触觉。孩子可以使用平衡垫进行平衡练习，如图1-11所示。

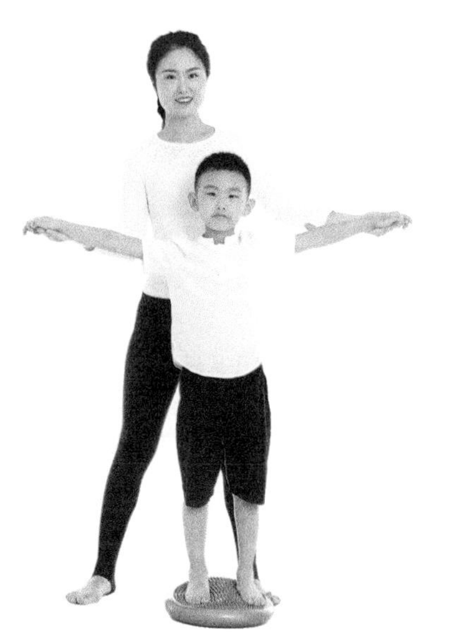
图1-11

5. 碰铃

碰铃是一对铃铛，通常为纯铜材质，互相碰撞可以发出清脆悦耳且悠长的声音。在练习中使用碰铃，可以刺激孩子的听觉系统，提高孩子的专注力，也可以让孩子的内心更加平静，如图1-12所示。

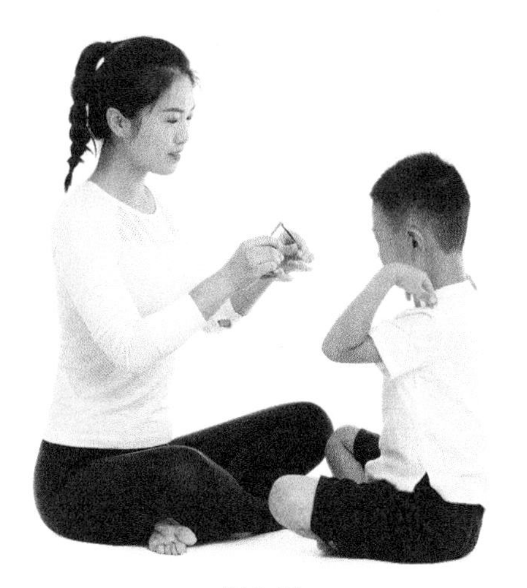
图1-12

6. 伸缩球

伸缩球是一种塑料材质的彩色镂空球，是一种常见的玩具。在瑜伽练习中，孩子通过有节奏地控制伸缩球，可以调整呼吸的节奏，提高控制力和专注力，如图1-13所示。

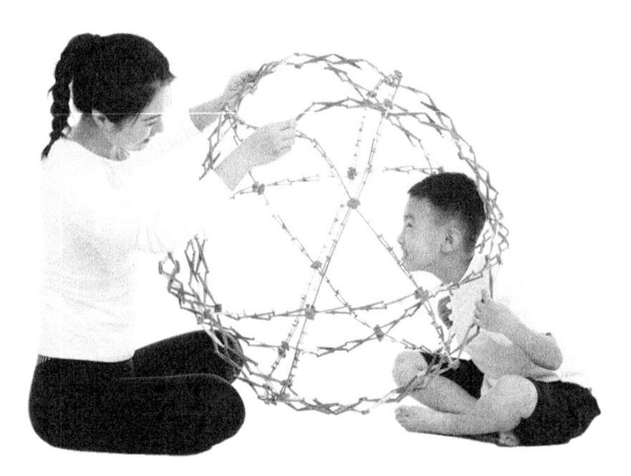

图1-13

7. 纱巾

纱巾是亲子瑜伽中的常用道具，质地轻盈、颜色多样。纱巾在瑜伽练习中可以作为合作动作中的连接工具，还可以用于游戏，如呼吸游戏或者抛接游戏，如图1-14所示。

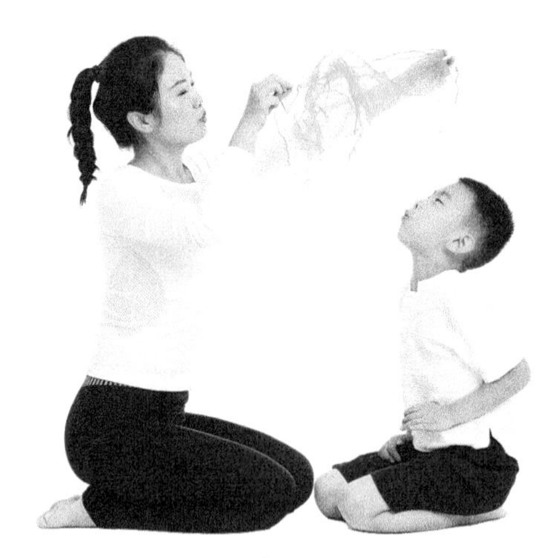

图1-14

8. 绘画的空白板、彩笔

绘画的空白板、彩笔是用来做亲子静心练习的，绘画既可以培养孩子的创造力，也可以让其宣泄情绪和释放压力。

9. 小木棍

小木棍是亲子瑜伽练习中的道具，长度约为20厘米，直径为1~2厘米，表面要光滑，保证孩子可以舒适地握在手里。小木棍可以用在游戏中，或在合作动作中作为连接工具，如图1-15所示。

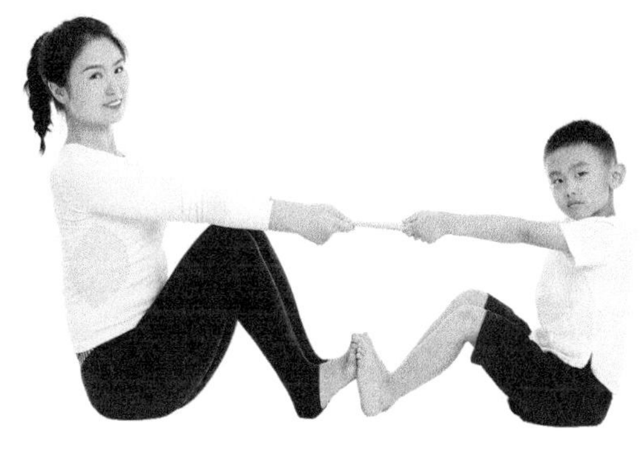

图1-15

10. 毛绒玩具

练习亲子瑜伽时，家长可以准备一些孩子喜欢的毛绒玩具，在做安静练习时让玩具“陪”在孩子身边，安抚孩子的情绪，如图1-16所示。

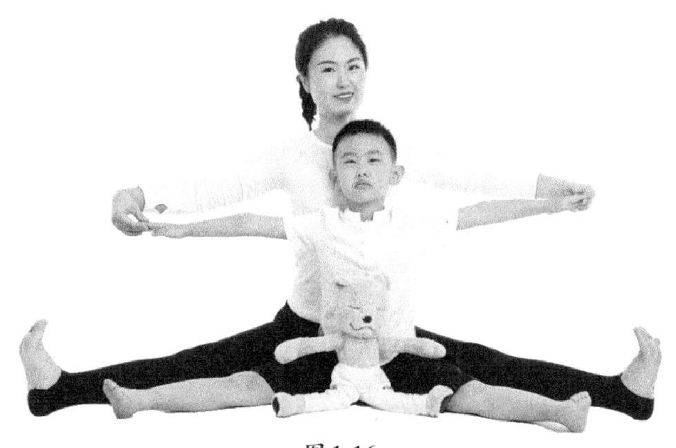

图1-16

二、瑜伽故事准备

大部分孩子都喜欢听故事，故事能激发孩子的想象力和创造力。亲子瑜伽练习中，用故事引导孩子可以充分激发孩子的兴趣和积极性。家长可以选择耳熟能详的故事，也可以选择和孩子共同创编的故事。

在准备故事时，家长可以多挑选故事的内容，帮助孩子提升自信、自律能力，问题解决能力，人际交往能力，情绪管理能力，挫折抵抗能力等。如果故事的主角都是小动物，如《尝尝月亮的味道》《一堆好朋友》《小蝌蚪找妈妈》《晚安大猩猩》等，可以将故事内容和瑜伽练习结合起来，通过角色扮演或儿童戏剧的形式展现故事，充分激发孩子的潜能。

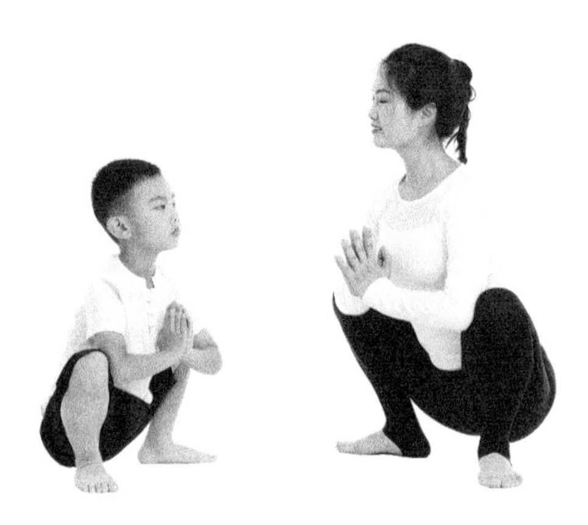

三、瑜伽氛围营造

在亲子瑜伽中营造“仪式感”，会让亲子时光更加难忘。为了能够让孩子充分体会仪式感，家长可以利用“五感法”营造瑜伽氛围，“五感”指视觉、听觉、嗅觉、触觉、味觉。

第一，视觉氛围。家长可以选择家里的一个角落作为亲子互动园地，和孩子一起布置，装饰上孩子喜欢的物品，从视觉上去营造氛围。

第二，听觉氛围。瑜伽练习离不开音乐，家长在选择亲子瑜伽的音乐时不用太过拘泥，欢快的或者柔和的音乐都可以。音乐形式可以是儿歌、钢琴曲、管弦乐、古筝曲等，关键是孩子要喜欢，要让孩子听到音乐响起就知道要开始练习瑜伽了。

第三，嗅觉氛围。气味可以令人产生深刻的记忆。在练习瑜伽时，可以放置一个精油香熏，可以用甜橙、柠檬等果味精油香熏，在刺激嗅觉的同时，果香也能使人心情愉悦。

第四，触觉氛围。瑜伽练习结束后，家长可以抚触孩子或给孩子按摩，让孩子放松。

第五，味觉氛围。孩子的味觉发达，他们可以品尝到精细的味道，这些味道会使他产生不同的记忆。瑜伽练习后，我们需要及时补充水分和能量，一份家长特制的水果或者点心，能让亲子时光给孩子留下更多美好的回忆。

养育孩子的过程不是刻板的，亲子瑜伽并不仅是对体式的训练，而要使家长从真正意义上与孩子建立某种联结。孩子就像一粒种子，家长不需要去教一粒种子如何发芽，只要给它充足的阳光、土壤和水分，它内在的生命力就会驱使它破土发芽、舒展枝条，长成它可以成为的样子。这就是亲子瑜伽对于亲子关系的意义。

想要维持良好的亲子关系，家长需要投入时间和精力，对孩子进行正确的引导，让每一段与孩子共度的亲子时光都值得被牢记。

第2章 提高免疫力，让孩子充满活力

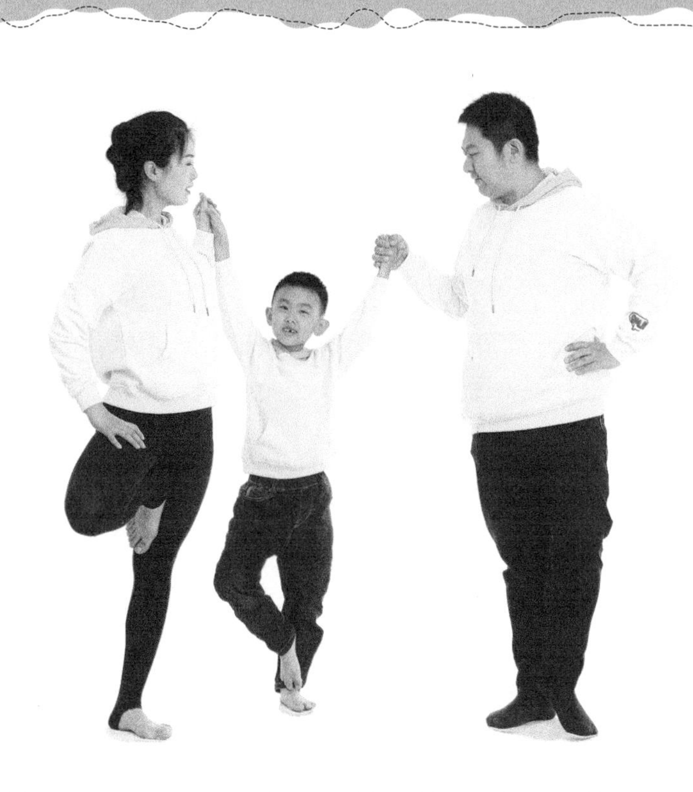

如果用一个词形容孩子，我想应该是“生命力”，而强健的身体和好的免疫力是孩子生命力的支撑。健康的身体是孩子未来成功的保证，同样也是全家人幸福生活的前提。

在这一章中，我将为大家介绍如何用瑜伽提高孩子的免疫力；同时介绍互动练习的方式，帮助亲子共同提升身体素质，让家长和孩子通过瑜伽练习养成良好的生活习惯，让健康和活力充满整个家庭。

2.1 孩子总生病，用瑜伽提高孩子免疫力

早晨送孩子去上学，邻居家的孩子拉开门露出小脑袋。“咦？怎么还没有准备上学？”我问道。邻居家的妈妈无奈地拉回孩子说：“哎！又生病了。”孩子总是请病假，这位妈妈也是头痛不已。孩子总生病是育儿路上的“大敌”。都说“身体是革命的本钱”，没有好身体何谈生活和学习？要孩子少生病，首先要提高免疫力。

提高免疫力主要做到以下3个方面。

✿ **健康的饮食习惯**。健康的食物，合理的饮食习惯可以让身体有充足的营养，能为免疫系统的正常运转提供物质保障。

✿ **良好的生活习惯**。家长和孩子都需要有良好的作息习惯，要避免熬夜，尽量早睡早起，让身体各项机能正常运转，使免疫系统正常运作。

✿ **适度的运动习惯**。运动可以促进血液循环，加快新陈代谢，为我们的身体注入能量，让免疫系统更有“战斗力”。

家长和孩子要把良好的生活方式变成习惯，保持好的身体状态，享受健康的生活。

2.1.1 晨起练习拜日式，6个动作，边游戏边瑜伽

每天早晨，家长应根据孩子的情况，选择起床时间，最好形成固定的习惯，用温柔的轻音乐唤醒孩子，同时可以用甜橙味精油做早起的熏香。接下来喝一杯温水，简单洗漱后，可用10分钟的时间做一套拜日式瑜伽，帮助唤醒身体，让身体焕发活力。

体式一：山式（瑜伽名称：山式）

故事引入　早晨太阳升起，美好的一天开始了，今天一起去爬山，我们会遇见谁，会发生哪些有趣的故事呢？家长和孩子变成一座稳固的大山。

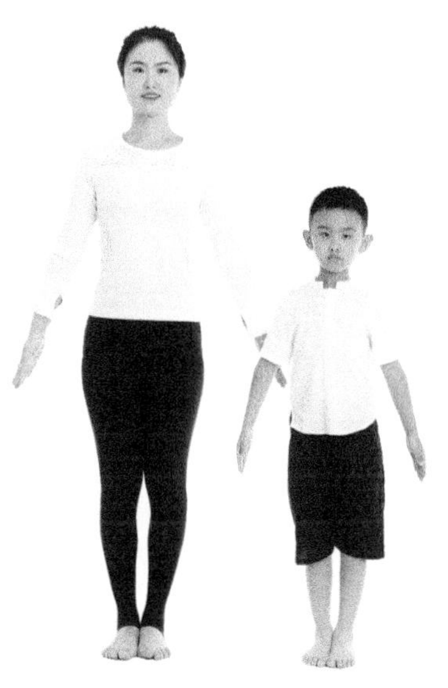
图2-1

步骤说明

- 站在地面或垫子上，双脚并拢，双脚脚趾朝向正前方，双脚稳定地踩在地面上。
- 膝盖收紧，大腿肌肉收紧，腹部收紧，胸腔展开上提，肩膀舒展放松下沉，双手五指并拢，放在身体两侧。
- 下巴微收，表情放松，眼睛直视正前方，想象自己是一座稳固的大山，全身充满了能量，非常的稳定，如图2-1所示。

体式功效

矫正不良体态，改善长期久坐造成的弯腰驼背。

温馨提示

如果孩子站立时身体看起来没有力量感，家长可以这样辅助：站在孩子的身后，双手放在孩子肩胛骨的位置做“推山”的动作，双手微微用力，让孩子向后对抗用力，帮助孩子激活肌肉，如图2-2所示。

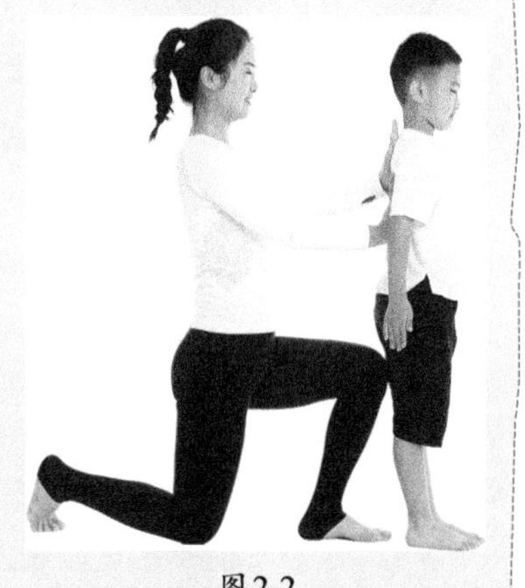
图2-2

✿ 扩展胸腔，让呼吸更深，从而增加肺活量。

✿ 增强腿部、臀部的肌肉力量，让肌肉健康、有弹性。

亲子互动游戏

较小的孩子在刚开始接触瑜伽时，静态的动作对他们可能没有吸引力。为了更好地引起孩子的兴趣，家长可以采用游戏的方式来训练。山式包括4种姿势，分别是小山、大山、冰山、火山，如图2-3所示。

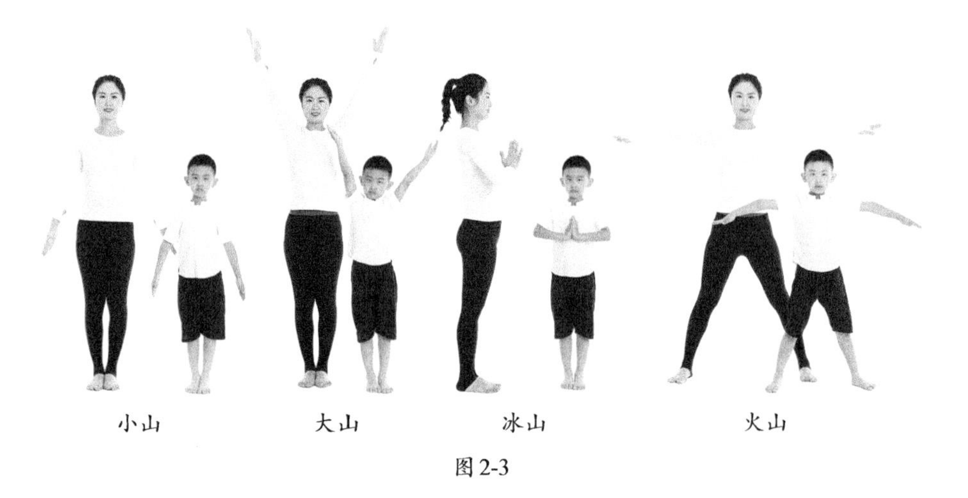

图 2-3

小山：山式的基本姿势。

大山：双脚保持不动，双手向两侧展开，高举过头顶。

冰山：双脚保持不动，双手于胸前合掌。

火山：双脚分开，双手平举到身体两侧，模仿火山喷发。

学会了这4种姿势后，家长可以和孩子一起做“小山变变变”游戏。家长随机说出一种姿势，孩子迅速做出变化，训练孩子的反应力。练习中，家长和孩子可以互换角色，让孩子更有参与度，并强化孩子对动作的记忆。

体式二：拥抱太阳式（瑜伽名称：手臂上举式）

故事引入　我们开始爬山了，看到了太阳公公，太阳公公散发出温暖的光芒，照在身上暖暖的。家长和孩子一起手臂向上，拥抱太阳，用鼻子吸气，感受温暖的味道。

步骤说明

🌢 山式站立准备，鼻子吸气，双手向两侧展开，高举过头顶，如同拥抱太阳，保持3秒，如图2-4所示。

🌢 呼气，双手缓慢落下，还原至体侧；根据孩子的情况，做3~5组。

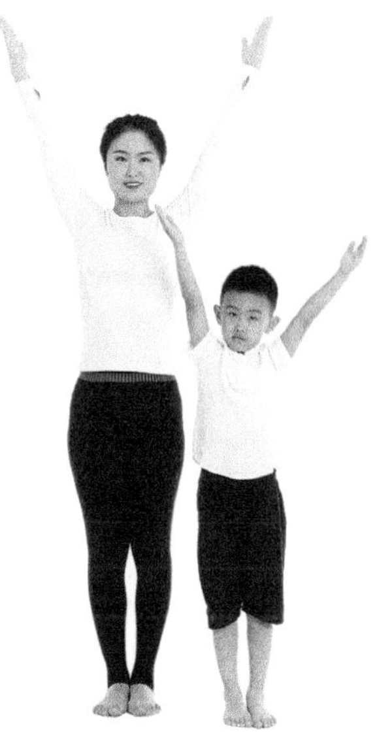

图2-4

体式功效

✿ 矫正不良体态，改善长期久坐造成的弯腰驼背。

✿ 扩展胸腔，改善肺活量。

温馨提示

1. 孩子做手臂上举的动作时，容易因呼吸不畅而憋气，因此要注意观察孩子的呼吸，如果呼吸不自然，可缩短时长。

2. 孩子因为四肢力量弱，手臂上举时会伸不直或者身体看起来不够挺拔。家长可以站在孩子的身后，双手握住孩子的双手，稍微用力帮助孩子向上伸展，如图2-5所示。

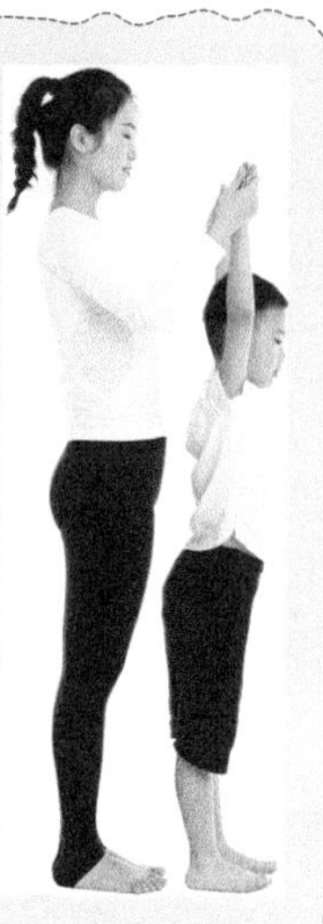

图2-5

体式三：布娃娃式（瑜伽名称：站立前屈）

故事引入　我们一起爬山，爬呀爬呀，突然听到一个声音：“我可以和你们一起吗?”。转头一看，原来是一个布娃娃。布娃娃说:“我很想去山顶看看美丽的风景，但是我是一个布娃娃，自己没有办法走路，所以我希望有人可以带我去山顶。”接下来我们一起帮助布娃娃实现她的梦想吧!

步骤说明

- 山式站立准备，双腿打开与肩同宽，脚趾朝向前方。
- 髋部弯曲，身体前倾向下，两侧手臂伸直，感觉身体很柔软，好像一个布娃娃，如图2-6所示。

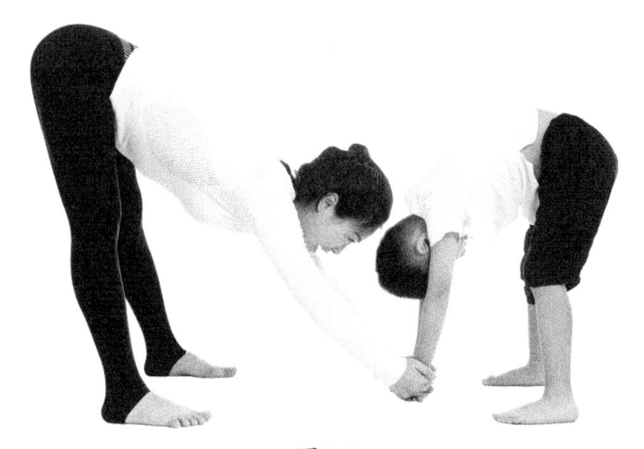

图2-6

体式功效

- 拉伸腿部肌肉，矫正不良腿形。
- 放松上半身。

温馨提示

孩子在刚开始练习时，会因为腿部拉伸时的疼痛而产生畏难情绪，因此家长要让孩子保持舒适，不要强求。可以让孩子稍微弯曲膝盖和手臂，以减轻疼痛感，后面再逐步加大练习强度，如图2-7所示。

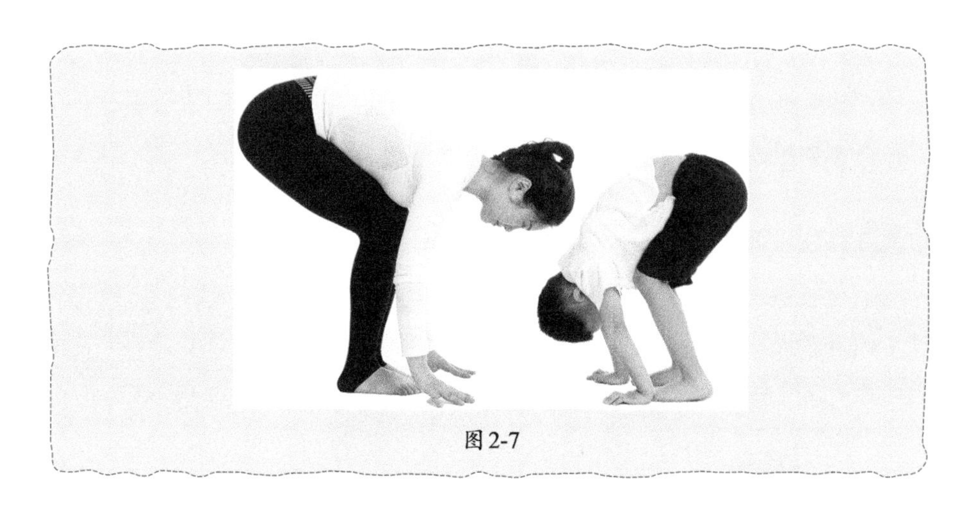

图 2-7

亲子互动游戏

为了加大练习的强度，让练习更有趣味性，家长和孩子可以做“布娃娃拍拍手”的小游戏。家长和孩子背对背，两人保持半脚的距离，一起做布娃娃式，双手从双脚中间穿过与对方拍掌，可以跟随音乐的节奏做练习，如图2-8所示。做该游戏时，要注意孩子的稳定性，且要在安全的环境中进行。

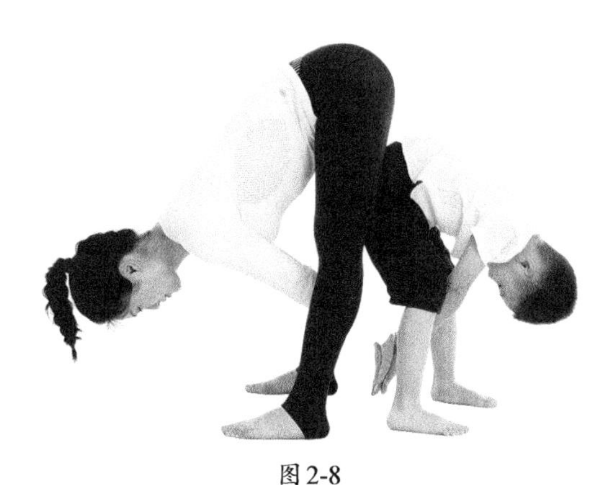

图 2-8

体式四：小狗式（瑜伽名称：下犬式）

故事引入　我们一起带着布娃娃爬山，帮助布娃娃实现她的梦想，这时候山上出现了一只小狗。小狗汪汪地叫，问道：“你们要去哪里？”“我们要帮助布娃娃实现梦想，带她去山顶看风景！”小狗非常开心地想要加入：“我也一起来吧！如果你们累了，我可以背着布娃娃，我们一起来帮她”。有了小狗的加入，大家更有劲头了，继续向山顶爬去。

步骤说明

- 以布娃娃式准备，双手放在地面上，5根手指大大地张开。
- 双脚向后走2~3步，双手和双脚之间的距离为50~80厘米，整个身体与地面呈三角形，臀部朝向天花板，双手双脚尽量压实地面，如图2-9所示。

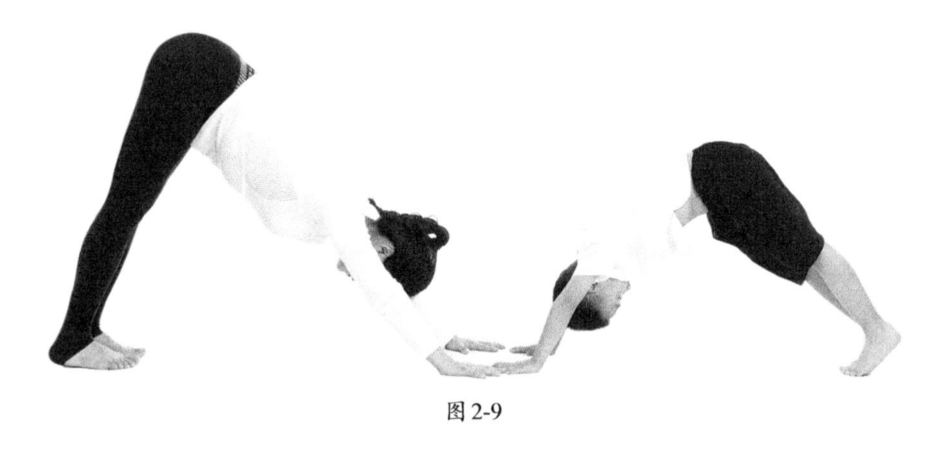

图2-9

体式功效

- 增加四肢的力量。
- 增强腿部柔韧性。

温馨提示

做小狗式时，孩子容易出现腿伸不直以及弓背的情况，家长可以帮助孩子完成动作。

1. 腿伸不直时，可以将脚后跟抬高。

2. 出现弓背时，家长可以将双手放在孩子的背部处，稍微用力推，使背部挺直。孩子在帮助家长时，也可以用同样的方法，如图2-10、图2-11所示。

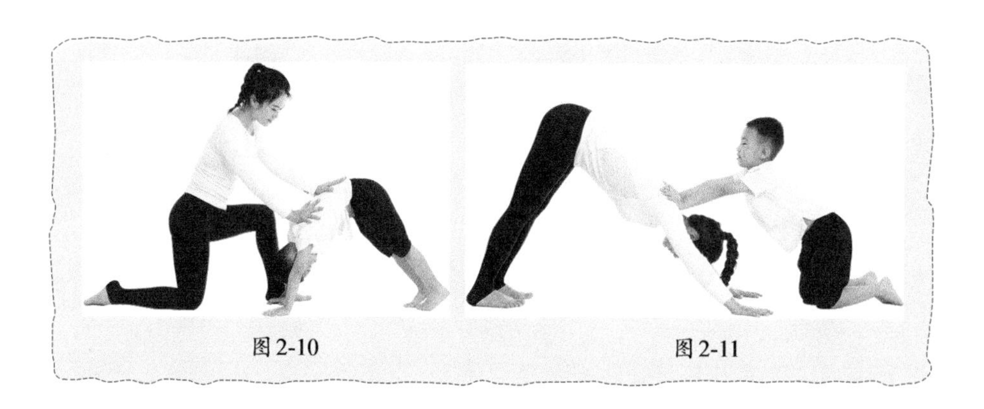

图 2-10　　图 2-11

亲子互动游戏

小狗式有很多变体，为加强练习，家长可以和孩子做互动小游戏“我最灵活”。家长和孩子变成“小狗”，双手和双脚触地绕圈爬，由家长或者孩子发出指令让“小狗”做蹬腿、前后跳的动作，如图2-12所示，来训练四肢的力量和灵活性。

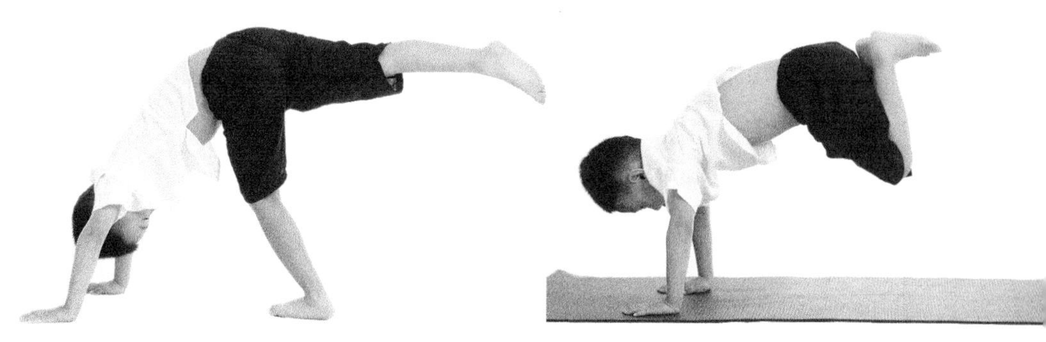

图 2-12

体式五：小猫式（瑜伽名称：猫式）

故事引入　“喵，喵，喵。”小狗的好朋友小猫也加入了队伍，我们一起爬山，帮助布娃娃实现到山顶看风景的愿望。大家结伴前行，互相加油。

步骤说明

- 跪在地面上，双手撑地，双臂和大腿与地面接近垂直，双手在肩膀的下方，膝盖分开，约与髋部同宽。

吸气，抬头看向天空，背部向下凹；呼气，低头看向肚脐，背部弓成桥形。配合呼吸节奏，缓慢地做5~8组。

体式功效

放松脊柱，缓解久坐造成的肩膀和腰部的疼痛问题。

温馨提示

这个体式非常简单，但人们在练习时，经常会出现“塌腰耸肩”的问题，如图2-13所示。这说明身体的肌肉力量不足，需要双手用力推地面，肩膀下沉，腹部内收，保持肌肉收紧。

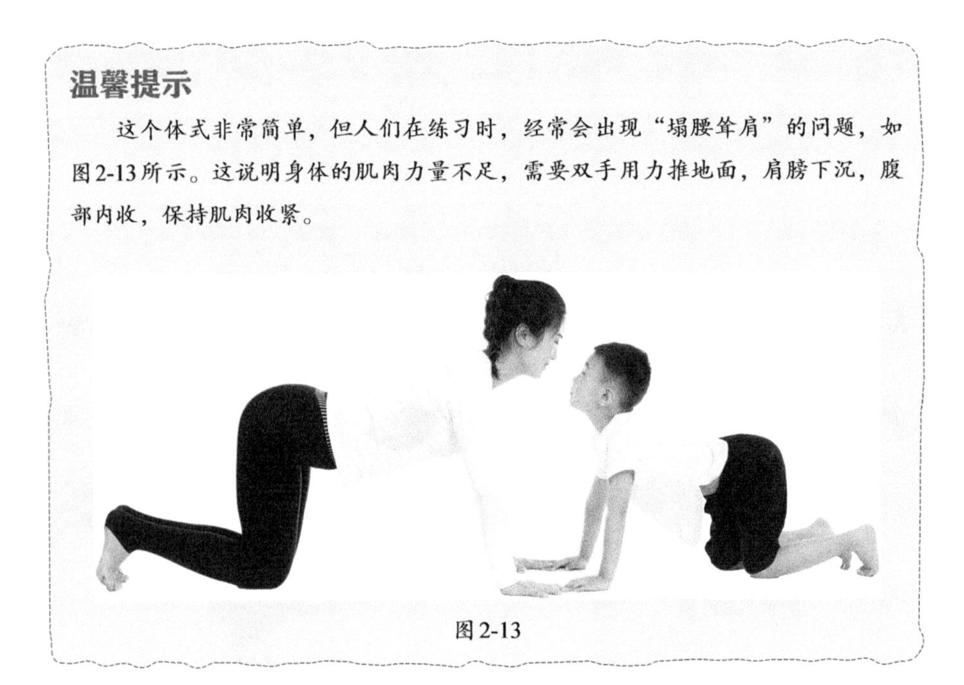

图2-13

亲子互动游戏

家长可以和孩子一起做“小猫钻山洞”的小游戏。家长做小狗式变成一个“山洞”，孩子做小猫式钻“山洞”，让孩子练习爬行，训练孩子的手脚协调能力，促进孩子的发育，如图2-14所示。

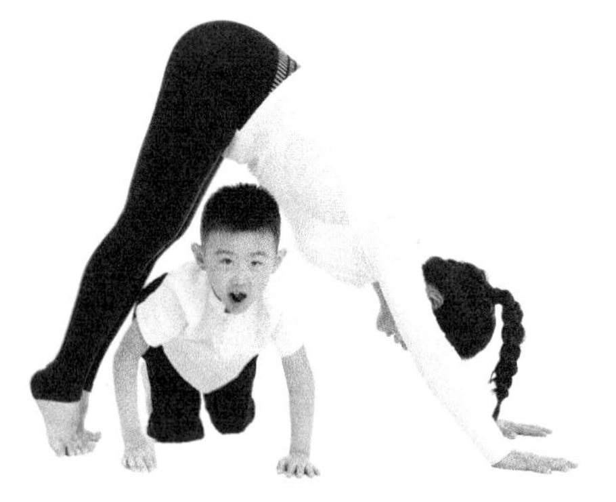

图2-14

体式六：小蛇式（瑜伽名称：眼镜蛇式）

故事引入　大家一起带着布娃娃爬到了山顶，布娃娃非常感谢大家帮助她实现了梦想，看到了美丽的风景。大家非常开心地手拉手躺在地上，突然听到传来了“嘶，嘶，嘶”的声音，是谁在唱歌？原来是小蛇，它从洞口钻出来，看到山顶来了这么多好朋友。大家在一起唱歌，呼吸新鲜的空气，闻一闻花的香气，温暖的阳光照在每一个伙伴的身上。

步骤说明

- 俯卧，双腿伸直，双手掌心向下放在胸腔两侧，额头轻触地面。
- 吸气，激活背部肌肉，感受脊柱一节节展开；呼气，试着伸直双臂，抬起上半身，同时发出“嘶”的呼气声。
- 眼睛看向斜上方，且保持5次自然的呼吸，如图2-15所示。

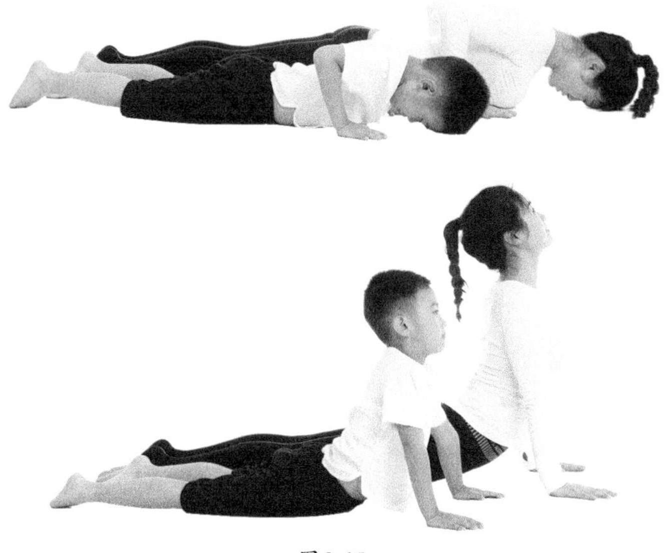

图2-15

体式功效

- 增强手臂和背部力量，缓解腰背疼痛。

温馨提示

在做这个动作的时候，孩子常常会因为手臂力量不足而出现伸直手臂时耸肩的情况，如图2-16所示。可以稍微弯曲手肘，让肩膀下沉，同时用力向上提胸腔，使身体呈舒展状态。

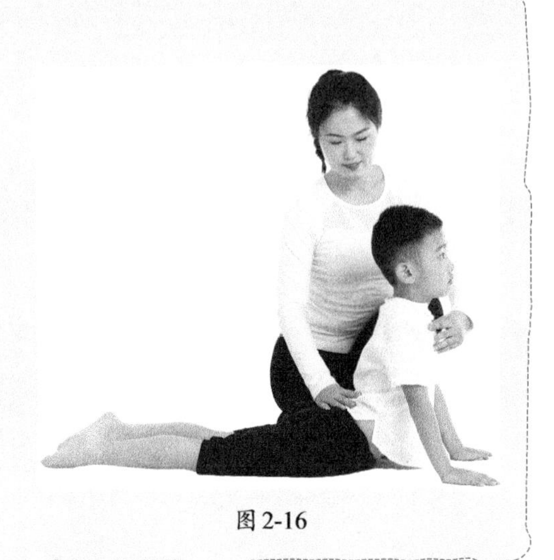

图2-16

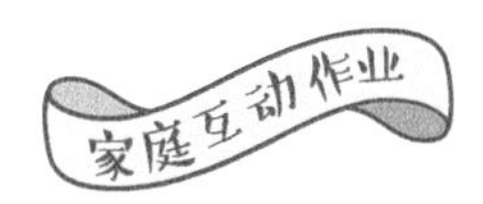

家长带领孩子练习，学习拜日式的6个动作，一起做“小山变变变”“布娃娃拍拍手”“我最灵活”“小猫钻山洞”游戏，加强体式的练习。

2.1.2 儿童拜日式串联，每天5分钟，提高免疫力

拜日式是最经典、最古老的瑜伽练习方式。拜日式序列练习可以激活全身，让每个关节和主要肌肉群得到锻炼。拜日式是顺序性的练习，固定的体式能让孩子很好地记住练习顺序，进而开发孩子的记忆力。

上一节中介绍的6个动作就是初级儿童瑜伽拜日式，当家长和孩子对这6个动作都比较熟悉之后，就可以进行串联练习，让练习更加流畅、简单、高效，如图2-17所示。家长带着孩子练习时，可以用比较有趣的语言引导孩子，可以用以下方式表述。

- 从山式准备开始，我们准备爬山了，现在变成稳固的大山。
- 吸气，手臂伸直向上拥抱太阳；呼气，手臂向下。

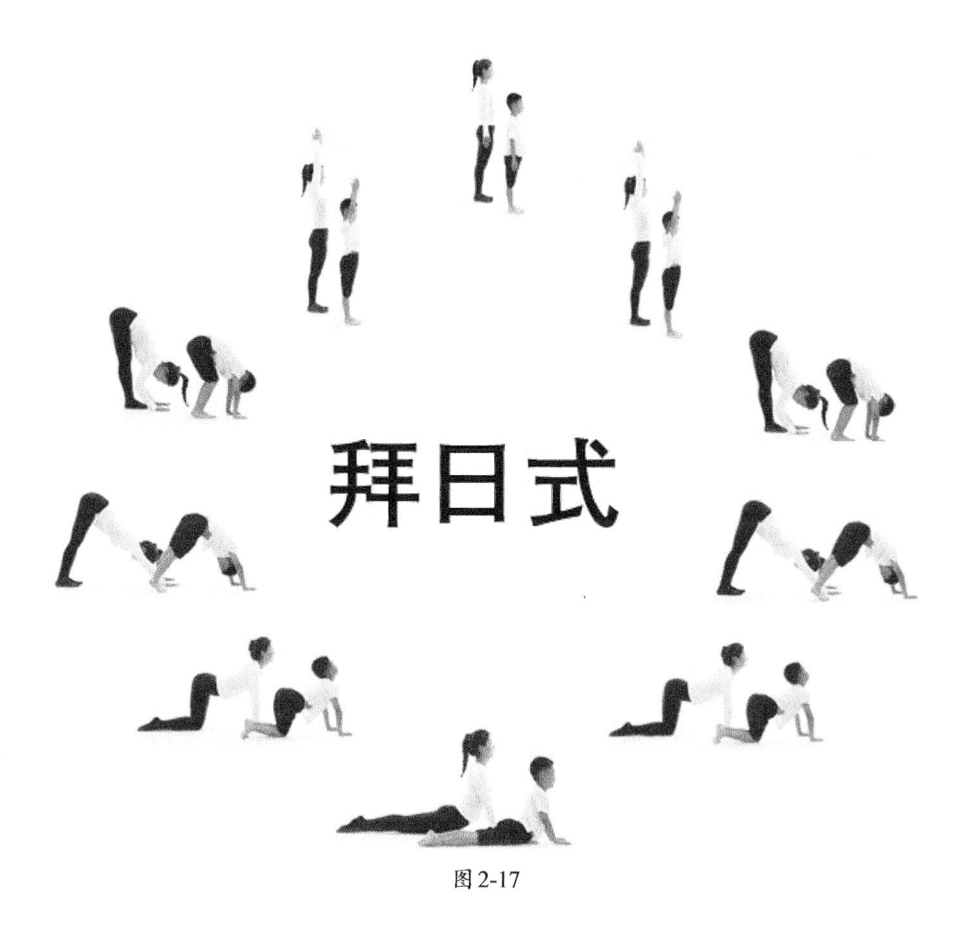

图 2-17

✿双手去找地面，放松上半身，想象自己变成了一个柔软的布娃娃。

✿膝盖弯曲，双手放在地面上，手指大大地张开，双脚向后走3步，变成一只“小狗”。“小狗”在登山，膝盖先伸直再弯曲并触碰地面，交替动作，舒展双腿。

✿双腿弯曲，膝盖轻轻落在地面上，大腿、双手尽量与地面垂直，让我们变成一只“小猫”。吸气，“小猫”抬头微笑；呼气，“小猫”低头看向肚脐，背部变成弯弯的小桥。

✿俯卧在地面上，一条“小蛇”钻出洞来，双腿伸直并拢，双手放在身体前方，掌心向下。鼻子吸气，背部舒展，呼气时发出“嘶”的声音，手臂撑地抬起上半身，“小蛇”出洞了。

✿接下来变成“小猫”，膝盖弯曲跪地，手臂撑地。吸气，“小猫”抬头微笑；呼气，“小猫”低头看向肚脐，背部变成弯弯的小桥。

✿“小狗”跑来了，膝盖伸直，臀部向天花板方向伸，手臂用力撑地，随后膝盖弯曲并触碰地面，交替动作，“小狗”很有力量。

✿“小狗”向前跳，双脚靠近双手。“小狗”遇见了布娃娃，布娃娃手臂放松，置于身体两侧。

✿布娃娃站直，鼻子吸气，双手手臂向上拥抱温暖的太阳；呼气，手臂落下，让我们再次变成稳固的大山。

初级儿童瑜伽拜日式简单易学，适合3岁以上的孩子练习，同样也非常适合初学瑜伽的家长练习。每个动作停留1~2次呼吸，注意保持呼吸顺畅，匀速练习，不宜过快。家长可以将练习安排在每天早晨起床后，练习5~7组即可，大约需要5分钟。需要注意的是，早晨练习时尽量空腹，如果孩子容易低血糖，可以吃一点东西，20分钟后再练习。随着动作越来越熟练，家长可以根据孩子的情况，增加练习的时长，从5分钟慢慢延长到10分钟，使孩子的身体素质得到稳步提升。

拜日式练习每天只需要5~10分钟，就可以在早晨充分唤醒身体。家长和孩子共同坚持一段时间后，会明显感觉到体能的提升和精神状态的改善。

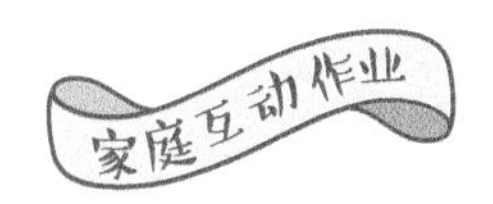

全家一同参与初级儿童瑜伽拜日式的练习。家庭成员可以面对面围成一个圈，跟随轻松的音乐共同练习5组。结束后孩子任意指定一个拜日式的动作，家长根据孩子的指令迅速完成动作，再交换角色。

2.2 孩子是个“夜猫子”，睡前瑜伽5步法，一睡到天亮

很多家长常常说“孩子睡着时，感觉全世界都安静了”，我对这一点深有

体会。孩子对世界充满了好奇，经常有旺盛的精力探索周围的世界。爱玩是孩子的天性，但安静下来休息也很重要，高质量的睡眠更加重要，因为它不仅会影响孩子的健康，还会间接影响家长的健康。

晚上睡觉前，家长和孩子洗漱完毕后可以在舒适的床上做睡前瑜伽的练习。为了创造练习的仪式感，培养孩子良好的睡眠习惯，可以固定时间练习，室内的光线不宜太亮，最好使用柔和的暖色调灯光，精油香薰也是很棒的选择。

准备一首有着大海声音的纯音乐，开始我们的练习吧！

体式一：小海螺式（瑜伽名称：祛风式）

故事引入　在深海中，有一只会唱歌的小海螺，家长和孩子一起躺下，听一听耳边有什么声音呢？小海螺在歌唱，他邀请我们一起为大海歌唱，家长和孩子一起变成一只小海螺。

步骤说明

- 仰卧在地板或者垫子上，弯曲双腿，用双手抱住小腿。
- 吸气时，让肚子鼓起来，好像小海螺的身体里有巨大的空间；呼气时，嘴巴微微张开，发出海浪一样的声音，同时用双手用力抱住双腿，挤压腹部，每次吸气和呼气保持3~5秒，做8组，如图2-18所示。

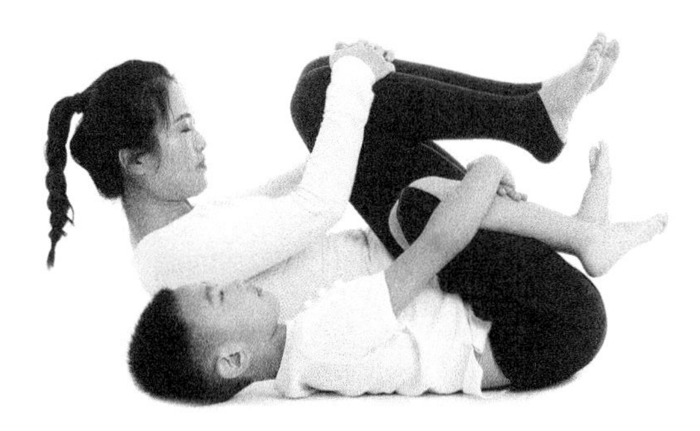

图2-18

体式功效

- 海浪式的呼吸可以改善呼吸，深长的呼吸可以放松身体肌肉。

温馨提示

孩子如果在练习的过程中，难以找到挤压腹部的感觉，家长可以辅助孩子完成。让孩子躺下来，屈膝。吸气时孩子肚子鼓起，呼气时嘴巴微微张开发出海浪的声音，同时家长轻柔地向下压孩子的双腿，帮助孩子完成挤压腹部的动作。家长在整个过程中要伴随孩子的呼吸，轻柔地进行。

体式二：小贝壳式（瑜伽名称：仰卧扭转）

故事引入　小海螺悠扬的歌声吸引了许多海底的小动物，热情好客的贝壳姐姐邀请小海螺到她家里做客。贝壳姐姐将家门打开，邀请小海螺参观她的家，贝壳姐姐的家里陈列着许多美丽的珍珠。接下来我们要变成一只贝壳了。

步骤说明

- 屈膝右侧卧，手臂伸直在身前合拢。
- 吸气时，将左手向后抬起，与右手呈一条直线，同时保持双腿不动，上半身扭转向前方，像贝壳姐姐打开家门，眼睛看向前方；呼气时，让左肩膀向地面伸，保持3~5次呼吸，如图2-19所示。
- 屈膝左侧卧，做反侧的动作，左右两侧各做4组。

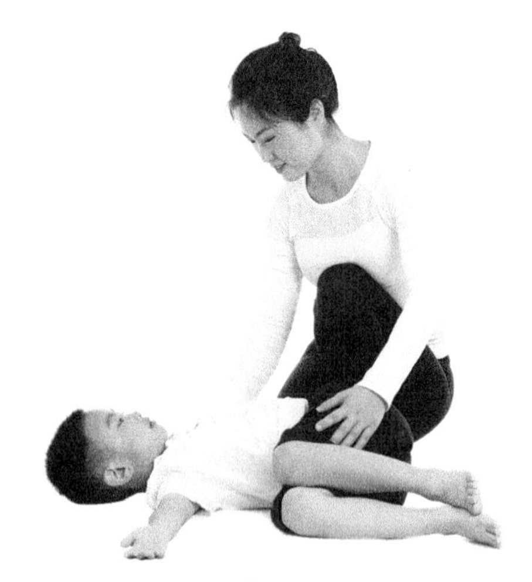

图2-19

体式功效

✿ 扭转可以增强身体柔韧性。

✿ 舒展肩膀，缓解久坐造成的肩颈不适。

温馨提示

孩子在扭转时，会出现肩膀无法触到地面的情况，家长可以一只手按在孩子的膝盖处，让孩子的腿保持不动，另一只手压在孩子的肩膀上，引导孩子呼吸，让孩子吸气时舒展脊柱，呼气时慢慢将孩子的肩膀轻柔向下按压。

体式三：美人鱼式（瑜伽名称：鱼式）

故事引入　海底的美人鱼被动听的歌声吸引。美人鱼爱跳舞，小海螺开心地为她歌唱，贝壳姐姐拿来珍珠为她装饰舞台，美人鱼开心地在海底伴随着歌声跳起舞来。现在我们要变成美人鱼。

步骤说明

- 仰卧在床上或垫子上，双腿并拢，手臂放在身体两侧。
- 手肘弯曲并用力撑住地面，将胸腔向上抬，下巴抬高，头顶顶住地面，保持。
- 结束时，下巴微收，慢慢将背部落回地面，每次保持3~5次呼吸，做3组，如图2-20所示。

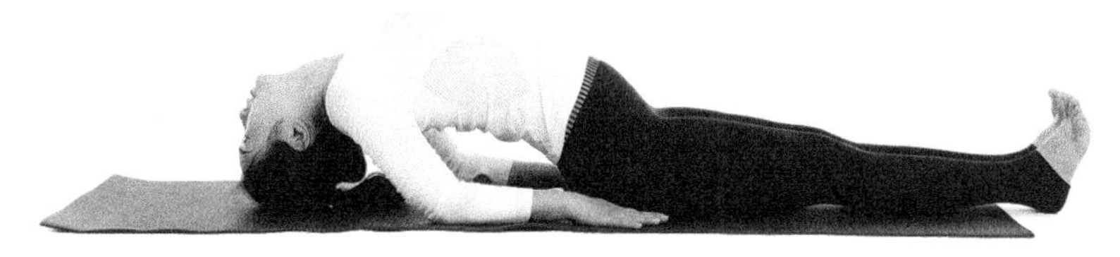

图2-20

体式功效

✿ 锻炼脊柱的灵活性。

✿ 增强身体的柔韧性。

温馨提示

有的孩子会由于手臂没有力气，撑不起身体。家长可以让孩子躺在自己的腿上，或者在孩子的后背处垫一个枕头，帮助孩子把胸部抬起来。

体式四：珊瑚式（瑜伽名称：肩倒立式）

故事引入　美人鱼的家在美丽的珊瑚礁中，各式各样的珊瑚在这里生长，让海底世界变得五彩缤纷。接下来我们要变成海底的珊瑚啦！

步骤说明

- 孩子平躺，双腿并拢，家长双手拉住孩子的双腿并轻轻地左右晃动，放松孩子的身体。
- 家长慢慢将孩子的双脚向上提，保持孩子的肩膀贴在地面上，使孩子的双腿尽量与地面保持垂直，每次保持5次呼吸，根据孩子的舒适程度做3~5组，如图2-21所示。

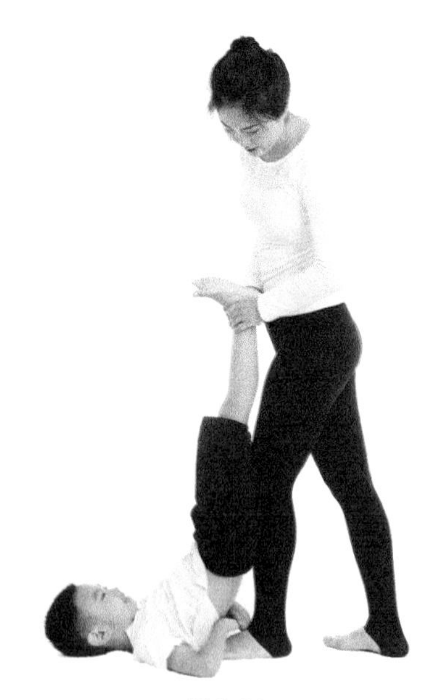

图2-21

♦ 完成后，家长慢慢将孩子的身体轻轻放回，使其回到原位，完成体式。

体式功效

✿ 身体倒置时，需要用肩部、背部、腰腹部的力量来维持身体平衡，可以锻炼肩部、背部、腰腹部的肌肉力量。

温馨提示

1. 尽量在柔软的床上和垫子上练习，无论是家长还是孩子都要保护好颈椎，如果有任何不舒适的感觉都要立即停止练习。

2. 整个过程要非常轻柔，家长辅助时要拉住孩子的双腿。

体式五：小海豹式（瑜伽名称：海豹式）

故事引入　海豹先生是海底的通信员，他觉得小海螺的歌声非常动听，想将小海螺的歌声带到海洋的每一个角落。于是海豹先生邀请小海螺："你愿意跟随我遨游海洋，把动听的歌声带给更多伙伴吗？"小海螺开心地答应了。现在让我们化身为海豹先生吧！

步骤说明

♦ 俯卧，双腿伸直，双手放在身体两侧，额头触地。

♦ 弯曲手肘，让手肘处于肩膀的正下方，吸气，慢慢抬起上半身，抬头向上看，如同一只海豹，每组保持3~5次呼吸，做5组练习，如图2-22所示。

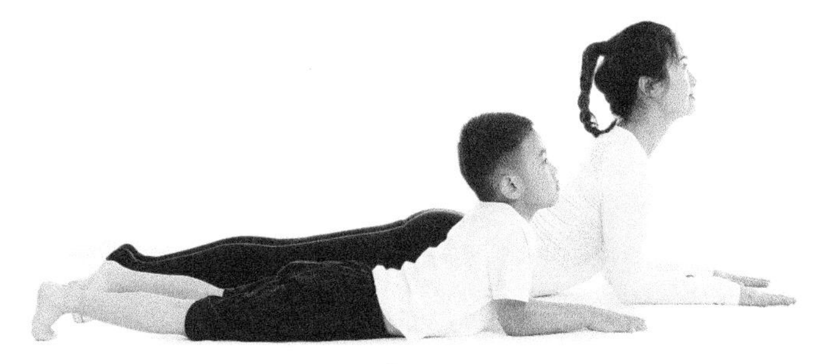

图2-22

体式功效

✿拉伸背部肌肉，伸展脊柱。

温馨提示

做这个动作时非常容易“耸肩”，家长和孩子都要注意，并且手臂应用力向下压，肩膀下沉，让颈部伸展，如图2-23所示。

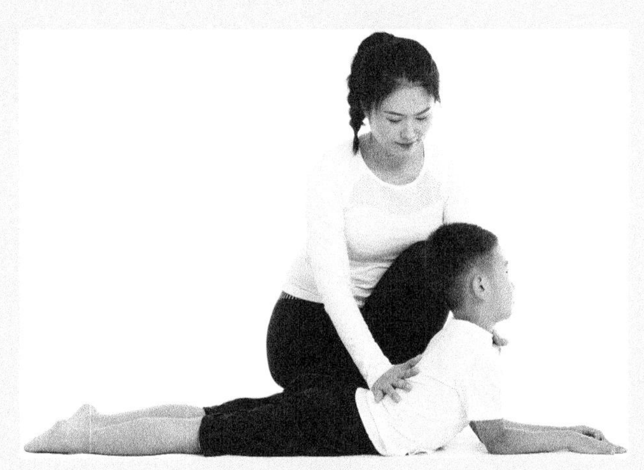

图2-23

故事的最后，家长和孩子一起变成小海螺，向右侧卧，慢慢闭上眼睛。孩子们，你觉得小海螺的歌声是什么样的呢？你认为最动听的歌声是什么？其实就是家长的歌声。家长可以轻轻哼唱一首孩子最爱的歌曲，轻轻拍打孩子的后背，让孩子慢慢进入梦乡。

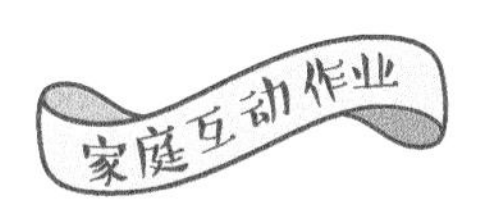

请和孩子一起练习睡前瑜伽，和孩子一起听听海螺的声音，并继续编写小海螺的故事。

2.3 孩子挑食、消化不好，3个腹部按摩动作让肠胃有动力

孩子的饮食问题常常会困扰着家长：挑食容易导致营养不良，偏食容易导致营养不均衡，吃得太多容易导致消化不良。肠胃功能好，食物才能更好地被消化吸收，那么怎样才能让孩子养成良好的饮食习惯呢？家长需要注意一些日常生活中的小细节。另外，瑜伽练习也可以促进孩子消化吸收食物，让孩子的肠胃有动力。

2.3.1 孩子挑食、消化不好是什么原因？

“挑食”几乎是每一个孩子都有的问题。就算家长熟记营养菜谱，练就一身好厨艺，也架不住挑食的孩子小嘴一瘪：“噗！不好吃，不要吃！”孩子总有不吃的理由：芹菜是苦的、蛋黄咽不下、番茄太酸、胡萝卜没有味道等。当然有时没有任何理由，就是不吃！

面对孩子挑食，最着急的莫过于家长，毕竟营养均衡对于孩子来说很重要。如果单一的营养摄取过多，孩子还会出现消化系统问题。家长在孩子的饮食上需要注意以下几点。

✿ **帮助孩子养成用餐习惯**。家长要保证孩子每天定时定量用餐，避免“饥一顿饱一顿”，还要控制孩子用餐的时间，例如每天午餐的时间控制在30~40分钟。用餐时间过短或过长都会造成消化系统的问题，帮助孩子养成良好的用餐习惯十分重要。

✿ **花点心思做出花样**。对于孩子不喜欢吃的食物，家长就需要多花一些心思了。孩子对味道很敏感，作为天生的“食物侦探”，芹菜中的一点酸涩，黄瓜皮的一丝苦味都会成为孩子拒绝的理由。家长可以将这些食材和孩子喜欢的食材混合，或者给食材“凹个造型”，从视觉上让孩子对食物产生好感，慢慢地让孩子接受自己不喜欢吃的食物。

✿ **减少零食和开小灶**。很多妈妈在孩子不愿意吃饭的时候，会说：“吃了这口饭给你奖励一颗糖或者一块蛋糕。”这样只会让孩子更加惦记这些影响正

常饮食的食物，挑食和不爱吃饭的情况会更加严重。另外，有一些家长希望孩子能够吸收更多的营养，常常觉得正餐时孩子挑食没吃好，就另外找时间给孩子加餐。这样会给孩子的肠胃造成负担，也减少了孩子正餐时尝试更多食物的机会，反而为挑食留下隐患。

2.3.2 3个腹部按摩动作让肠胃有动力

每天和孩子一起做按摩腹部的瑜伽动作，可以促进肠胃蠕动，帮助消化。这3个动作分别是风吹树式、磨豆式和小鸭式。

体式一：风吹树式（瑜伽名称：风吹树式）

步骤说明

- 山式站立准备，吸气，左手向上高举过头顶，呼气，身体向右侧弯，左侧手臂贴近耳朵，眼睛尽量看向斜上方，注意右脚要用力踩实地面，保证身体的稳定性，保持3次呼吸。
- 吸气，身体回正，呼气，手向下落，再做反侧的动作，如图2-24所示。

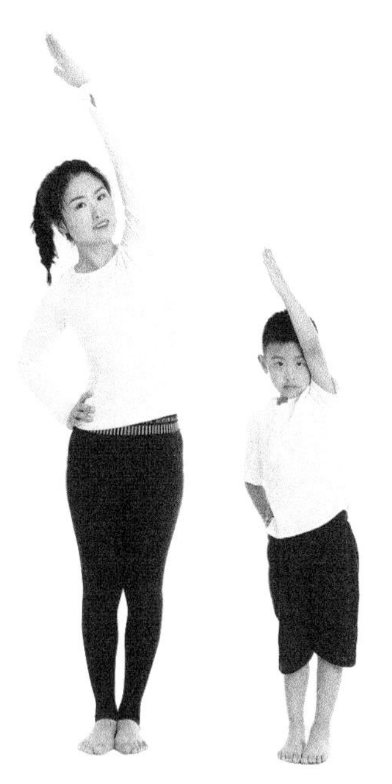

图2-24

体式功效

- 增强髋部和肩膀的灵活性，使脊柱得到伸展，促进肠胃蠕动。

温馨提示

在练习风吹树式时，如果孩子的稳定性不够，为了防止其因重心不稳而摔倒，眼睛可以看正前方。

亲子互动游戏

为了加强风吹树式的练习，家长和孩子可以进行亲子互动。家长和孩子并排站立，如果身高差距比较大，家长可以单膝跪地。两人同时伸展外侧的手臂，身体向对方站立的一侧弯曲直到手互相触碰在一起，每侧5组，再换边练习，如图2-25所示。

还可以增加扭转的动作，像是树被风吹得左右摇摆。吸气伸展脊柱，呼气身体转向一侧，手臂自然甩动，这样可以加强对腹部的锻炼，如图2-26所示。

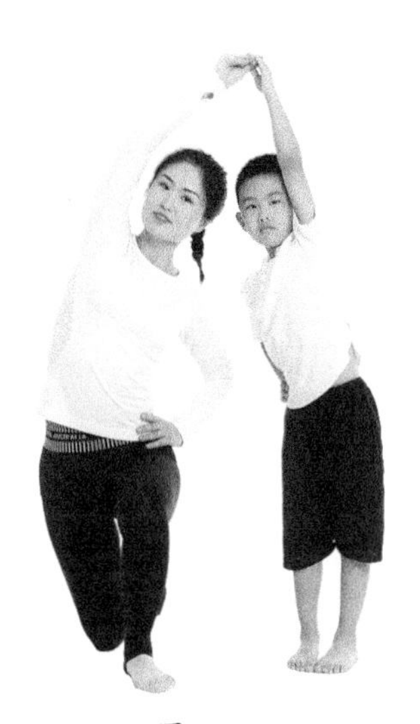
图2-25

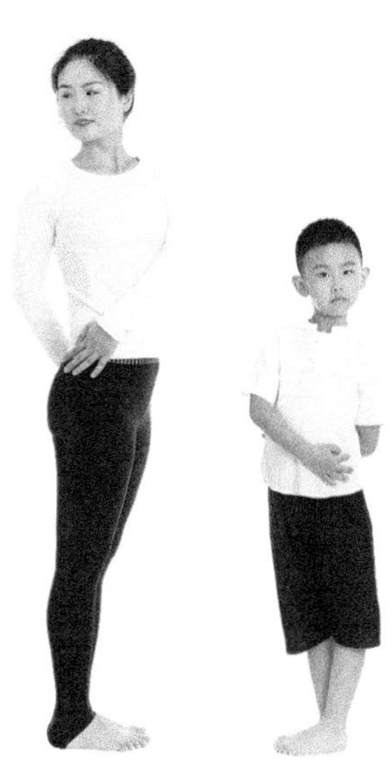
图2-26

体式二：磨豆式（瑜伽名称：坐角式）

步骤说明

- 坐立，双腿向前伸直，手臂于体前伸直，大约与地面平行，双手交叉握拳。
- 吸气，保持腰背挺直，身体先顺时针、后逆时针画圈，如图2-27所示。

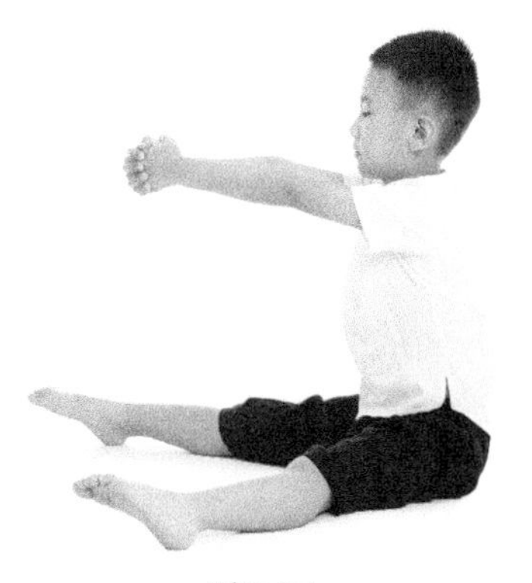
图2-27

体式功效

- 促进肠道蠕动，增强腹部力量。

温馨提示

练习时，双腿不要弯曲；手臂尽量与地面平行，且在同一水平面上带动身体移动。当孩子腹部力量不够时，家长可以帮孩子压住腿，帮助孩子使用腹部的力量。

亲子互动游戏

家长可以和孩子做“拉大锯扯大锯”的游戏。两人面对面坐好，双腿分开，家长的脚掌回勾，孩子的双脚蹬住家长的小腿内侧。家长和孩子双手交叉拉在一起，同步做顺时针画圈，如图2-28所示。做5~8次后，反方向练习。同时可以配上一些有趣的歌谣，让孩子愉快地练习。

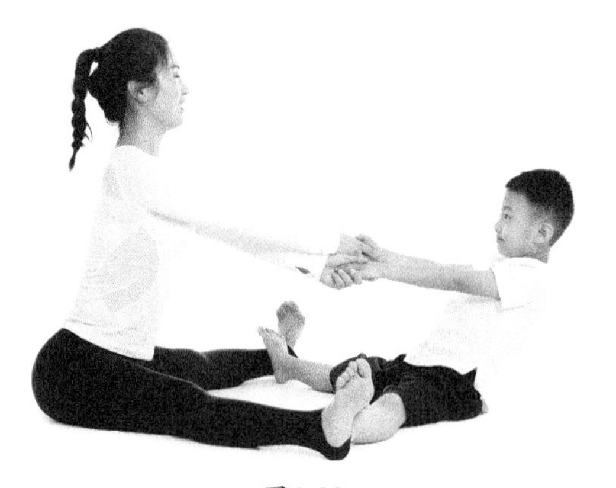

图2-28

体式三：小鸭式（瑜伽名称：鸭行式）

步骤说明

- 蹲姿，双手叉腰，背部挺直。
- 保持蹲姿，右脚向前迈一小步，左膝和左脚脚尖点地，左脚在右脚旁，如图2-29所示。
- 接着左脚向前迈一小步，右膝和右脚脚尖点地，行走约10步还原站立，放松双腿。

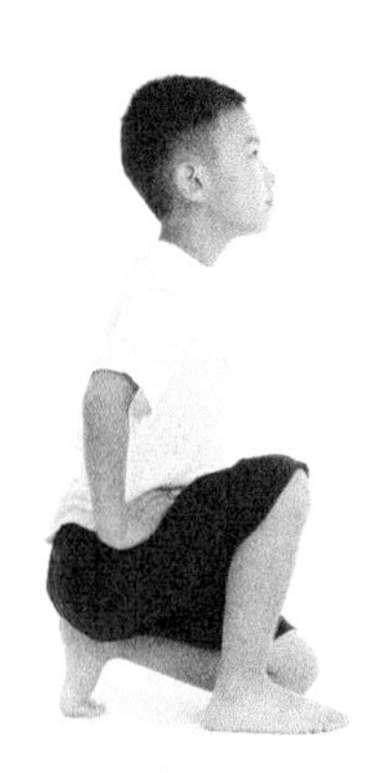

图2-29

体式功效

✿可以强化腿部肌肉力量，促进双腿血液循环，改善久坐久站导致的双腿沉重感。前行时大腿前侧可以同时按摩腹部肌肉，促进肠道蠕动。

温馨提示

1. 练习时需保持背部挺直、目视前方。家长和孩子在刚开始练习时，会因为肌肉力量不足出现错误的体态，要互相提醒，抬头目视前方，向前走。

2. 家长和孩子在练习时都要量力而行，每走5~8步停下来休息一下，练习1分钟左右坐下伸展双腿，拍打放松肌肉，如图2-30所示。

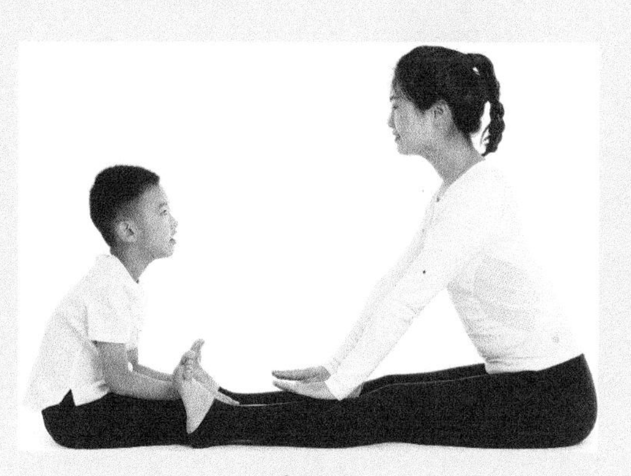

图2-30

亲子互动游戏

小鸭式做起来比较容易让人感到疲惫，家长和孩子可以增加一些趣味性的练习，以免因枯燥而难以坚持。家长可以和孩子一起边唱童谣，一边绕圈做练习。家长在前带领孩子做，走5~8步后休息一下，交换位置，孩子在前带领家长做。

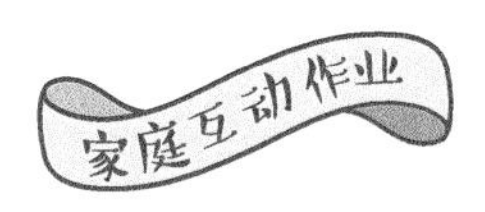

家长和孩子一起做按摩腹部的3个瑜伽动作，并完成亲子互动游戏“拉大锯扯大锯”，边唱《数鸭歌》边做小鸭式。

2.4 孩子不长个，一起来做活力瑜伽，促进骨骼发育

孩子的身高是家长非常关注的一项发育指标。当孩子的身高落后于同龄孩子时，家长就会想各种办法帮助孩子长高，有时甚至会使用极端又不健康的方式，例如让孩子吃大量的营养品，甚至是助长的药物，这会影响孩子的身体健康。家长应了解孩子身高发育的特点，帮助孩子从饮食、睡眠和运动方面进行调整。

2.4.1 如何抓住孩子身高发育的关键期?

孩子的身高一方面和遗传有关，另一方面与后天的发育有关。家长不应一味地追求让孩子长高，而应先了解孩子在每个年龄段的标准身高，判断自己的孩子是否符合标准。

另外，孩子并不是匀速长高的。我们常常会发现很多孩子，一段时间不见突然长高了很多，这是因为孩子的身高发育有两个关键时间段——婴幼儿期和青春期。

所以家长要把握住孩子的身高发育关键时间段，选用科学的方法，帮助孩子长高，在日常生活中需要做到以下3点。

帮助孩子养成良好的睡眠习惯。睡眠时人体内的生长激素分泌会比白天更加旺盛，所以要保证孩子有充足的睡眠时间，家长千万不能为了督促孩子学习而忽视孩子的睡眠。

帮助孩子保持健康饮食。家长要教孩子学会健康饮食，杜绝偏食和挑食。吃的食物最好多样化，多吃瓜果和青菜，摄取多种营养。

其中蛋白质的摄取非常重要，因为长高除了骨骼的发育外，还在于人体“建筑材料”——蛋白质的合成。蛋白质是人体中必不可少的成分，食物中的蛋白质可被人体消化分解，再用于合成新的人体所需蛋白质。

鼓励孩子多做户外运动。家长可以鼓励孩子多去户外运动。每天坚持30分钟左右的有氧运动，可使各部位肌肉得到活动和锻炼，加快新陈代谢。进行户外

运动可以使孩子多晒太阳，阳光中的紫外线可以帮助人体中的“7-脱氢胆固醇”转化为维生素D，而维生素D能促进人体对钙的吸收，从而促进身体发育。

2.4.2 “活力瑜伽”，促进孩子身高发育

跳跃和伸展可以促进孩子长高。儿童瑜伽小青蛙式可以帮助孩子边玩耍边长高。

体式名称：小青蛙式（瑜伽名称：女神式）

步骤说明

- 山式站立准备，双手扶髋，双腿打开一条腿的宽度，双脚向外展45度。
- 吸气时双臂向上伸直举过头顶，呼气时屈膝下蹲，同时沉肩向下，屈手肘、掌心朝前，眼睛直视前方，保持3~5次呼吸，如图2-31所示。
- 完成体式后，吸气时双腿蹬直起身，手臂向上伸直，呼气时双手经体侧落下。

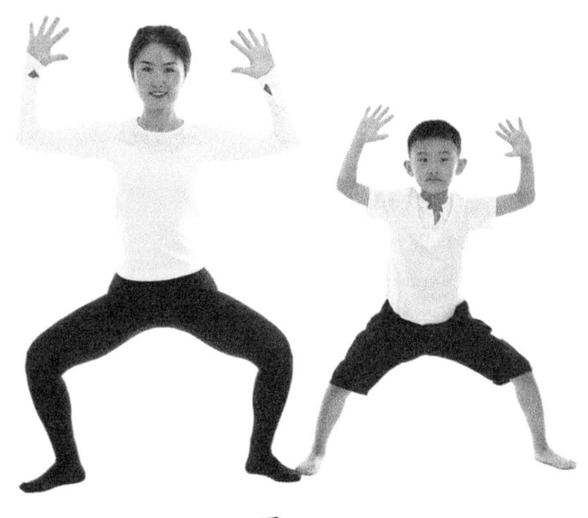

图2-31

体式功效

- 可以很好地伸展髋关节，锻炼腿部肌肉，帮助腿部塑形；释放腰、背部

的压力，改善久坐导致的腰背部不适。

温馨提示

下蹲时要大腿尽量平行于地面，背部挺直，腹部内收。

亲子互动游戏

小青蛙式的动作看起来非常像小青蛙。家长在带领孩子练习时，通常是在基础体式上做变化，进行动静结合训练。家长可以和孩子一起做以下5个小青蛙式的变体练习。

1. 小青蛙拍云朵

从小青蛙式开始，保持3次呼吸后，用力向上跳。家长可以站在孩子的面前，双臂伸直，双手举过头顶，掌心向前，让孩子在跳起时拍家长的手，如图2-32所示。根据孩子的跳跃高度，调整手的高度和方向，让孩子尽量向上跳。

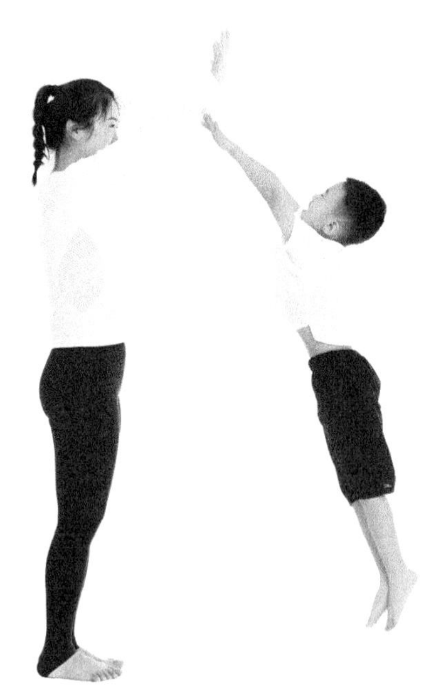

图2-32

2. 小青蛙跳荷叶

从青蛙式开始，完全下蹲，双手放在双腿之间，背部挺直，如图2-33所示。家长可以给孩子指令，数到3的时候，让孩子向前跳跃。家长可以和孩子比一比谁跳得更远，也可以在地上放圆片充当“荷叶”，和孩子一起跳荷叶。

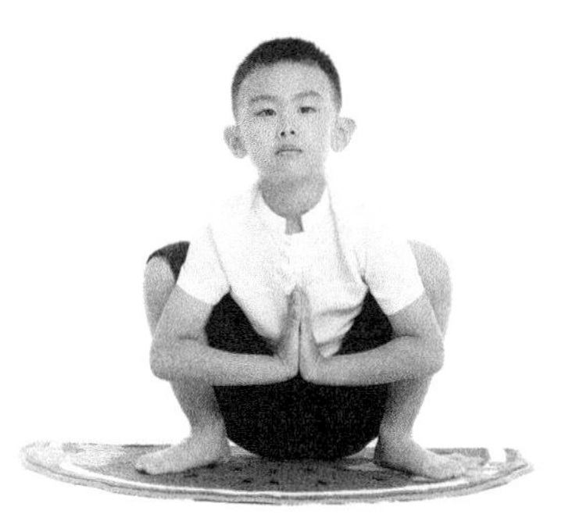

图2-33

3. 小青蛙跳高

小青蛙是一个跳高小能手，它的双腿很有力量。家长和孩子小青蛙式下蹲准备，双手在双脚前方约50厘米的位置，有力撑住地面，双脚向上跳，用脚后跟踢臀部，眼睛看着双手之间。年龄较小的孩子手臂力量不足，容易翻跟头，家长可以站在孩子的正前方，用手扶住孩子的髋部或腰部，帮助孩子保持稳定，这样在跳跃时会更安全，如图2-34所示。

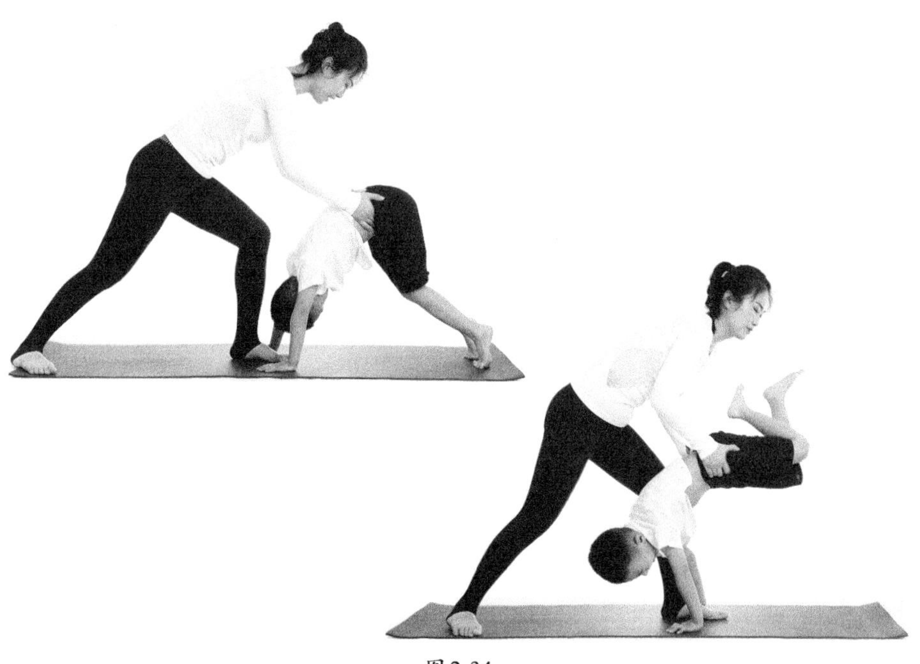

图2-34

4. 小青蛙游泳

蛙泳的姿势相信大家都不陌生，这个动作要求家长和孩子俯卧，先练习蛙泳的腿部姿势，即屈膝，脚后跟用力向后蹬，伸直双腿，以使用臀部和腰部力量。腿部动作熟练之后，加上手臂动作，即吸气时手臂向前伸直，呼气时屈手肘同时抬头向前看，同样将上半身略抬离地面，以使用上背部的力量。手部动作熟练后，练习手脚配合，充分舒展四肢，强化背部肌肉力量，如图2-35所示。每做5~8个动态练习休息一下，做3~5组。

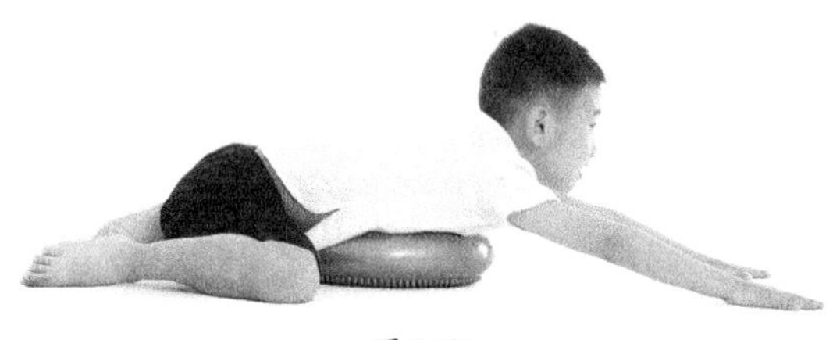

图2-35

5. 小青蛙放松

完成所有动态练习后，家长和孩子可以一起做“小青蛙放松”。我们可以保持小青蛙的蹲姿，双手在胸前合十，手臂抵住小腿的内侧，背部尽量挺直，吸气时抬头向上看，伸展颈部前侧，呼气时低头，下巴向胸腔伸，反复做5组，以活动颈部，如图2-36所示。

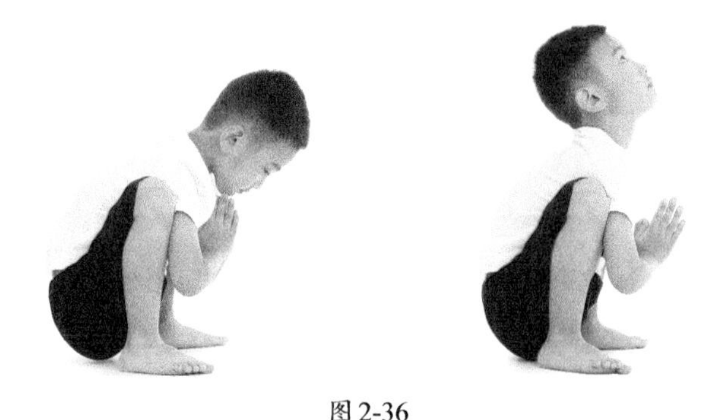

图2-36

完成以上练习后，我们可以拍打双腿，放松肌肉，躺下来休息一会儿，让体能得到恢复。这组练习大约需要15分钟，简单易操作，随时都可以进行，不仅可以让家长和孩子充满活力，还可以增强腿部力量，改善身体素质。

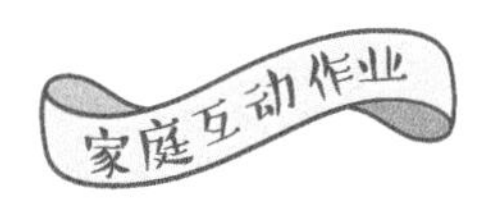

家长和孩子一同完成小青蛙式的5个变体练习，练习时可以播放音乐《小跳蛙》。

2.5 孩子驼背、没精神？椅子瑜伽，和孩子一起变自信

无论是家长还是孩子，身姿挺拔都会显得很有精神。但有一些孩子在很小的时候就出现了驼背的问题，有一些家长也因为长期久坐，身姿不够挺拔，看起来没精神。造成驼背的原因主要有以下3点。

不正确的体态。家长可以观察孩子的站姿和坐姿，孩子有时会因为模仿他人，形成不正确的体态。另外，看书、写作业时，跷二郎腿或者身体总是歪向一侧，都容易导致体态问题。

日常负重。有些孩子的书包非常重，背书包时就会驼背，久而久之形成了驼背的习惯。

肌肉力量不足。有的孩子刚开始体态是正常的，但久站或久坐一段时间后，就会出现驼背。这很可能是因为背部的肌肉力量不足，孩子很难维持正常体态，通过肌肉训练就可以改善。

孩子平时坐在椅子上的时间比较长，使用椅子就可以进行简单、有效的训练。

体式一：椅子上的胸腔扩展运动

步骤说明

椅子上的后弯：坐在有椅背的椅子上，后背尽量靠近椅背，吸气时手臂向上高举过头顶，呼气时屈手肘并将双手抱在一起，后脑勺微微靠在手臂

处，轻靠椅背；吸气时伸展背部，呼气时身体向后靠，同时胸腔的中心向上，如图2-37-1所示。

◆ 椅子上的牛面式：吸气时右手向上，弯曲手肘，手向椅背的上端伸，背部挺直，眼睛看向正前方，保持3~5次呼吸后，换另一只手。如果手够不着椅背，可以在椅背上端拴一条瑜伽伸展带，辅助完成动作，如图2-37-2所示。

◆ 椅子上开肩：坐在椅子的前端，双臂向后方伸直，并放在椅背上，保持背部挺直，肩膀放松。吸气时背部挺直，呼气时肩膀下沉放松，反复3~5次呼吸。如果孩子因为肩膀过于紧张，无法自己独立完成，家长可以在孩子身后，帮助他固定手部，如图2-37-3所示。

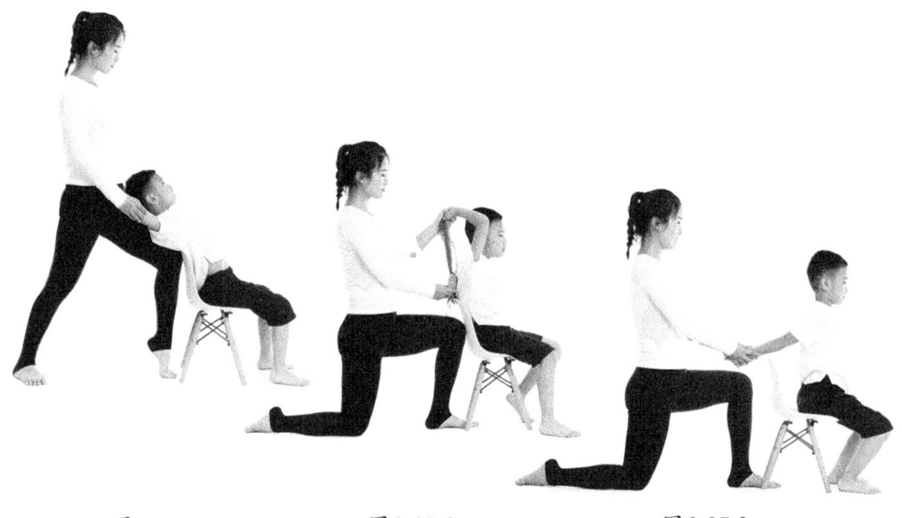

图2-37-1　　图2-37-2　　图2-37-3

体式功效

✿ 可以舒展胸腔，活动肩部，改善弯腰驼背的不良体态。

温馨提示

这一组练习，需要将椅背调整到让孩子感到舒适的位置。如果孩子无法完成，不用强求，慢慢练习即可。

体式二：椅子上的核心训练

步骤说明

♦ 椅子上蹬自行车：坐在椅子上，双手放在臀部的后方抓住椅子两侧，身体向后倾，背部挺直，膝盖抬高，做蹬自行车的动作，双腿交替向前蹬，腿尽量伸直。10个数字一组，做3~5组。

♦ 椅子上的船式：坐在椅子上，身体向后倾，背部挺直，吸气时膝盖抬高，身体和双腿之间的夹角约为45°，小臂向前伸握住大腿，如图2-38所示，保持顺畅的呼吸，3~5次呼吸后放松。

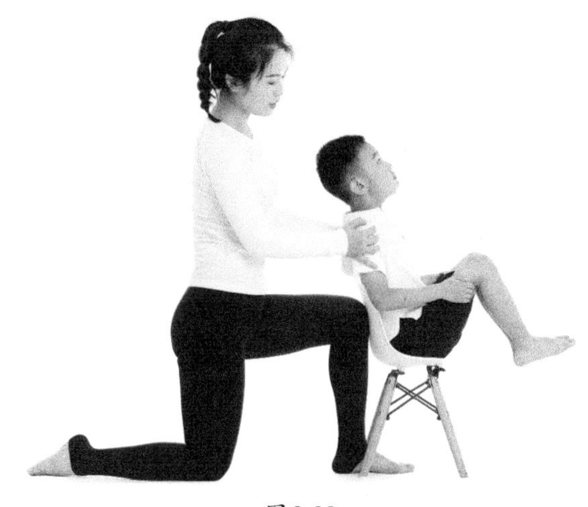

图2-38

体式功效

✿ 增强腹部和背部肌肉力量，让身体更有支撑力，保持良好的体态。

温馨提示

对于年龄较小的孩子，这组动作可能有点儿困难，5~6岁的孩子可以尝试去做。如果过程中孩子始终没有办法保持背部挺直，说明孩子的肌肉力量不足，可以少量多次训练。

体式三：椅子上的扭转放松

步骤说明

● 侧坐在椅子上，背部挺直，双手扶住椅背，吸气时伸展背部，呼气时身体向椅背的方向转动，注意髋部保持不动，如图2-39所示。保持3次呼吸后侧坐在椅子另一边，做反向训练。

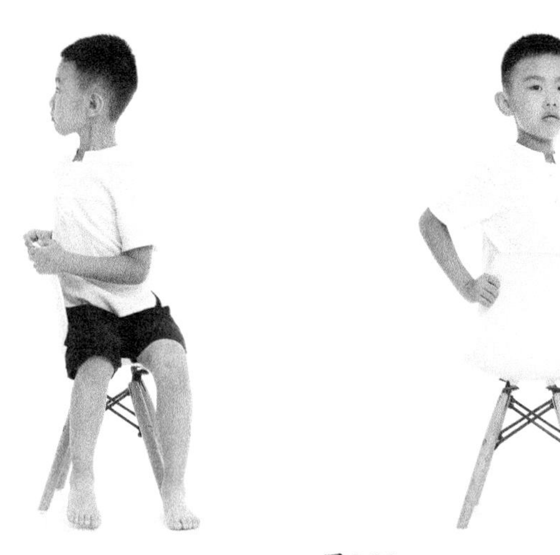

图2-39

体式功效

✿ 增强脊柱的灵活性，轻柔的扭转可以帮助身体释放压力。

温馨提示

对于年龄较小的孩子，不建议做幅度太大的扭转，只轻微扭转即可。扭转时，要保持背部挺直、呼吸顺畅。

孩子的骨骼弹性很好，改变起来很迅速，家长平时需要多关注孩子的身体姿态，以及时发现问题并调整。在日常生活中注意保持正确的体态，孩子就会越来越挺拔，也越来越自信。

2.6 早晨赖床、起床气：清晨能量唤醒，用瑜伽开启美好的一天

一日之计在于晨，一个人早晨的状态往往会影响他一天的状态。如果早晨没睡醒、没精神、身体没力气、吃饭没胃口，上班上学当然也没动力。让自己和孩子充满能量，要从早晨开始。要让一天的生活有一个美好的开端，早起是必不可少的习惯，它能够帮助我们告别慌乱，让我们的一天从有条不紊的清晨开始。

瑜伽是一项综合运动，力量、柔韧性、耐力和平衡能力的练习结合让训练更全面，特有的呼吸练习可以改善呼吸。家长和孩子把握好早晨的时间进行15分钟的瑜伽练习，就可以迅速唤醒能量，让一整天都焕然一新。用瑜伽赶走困意、唤醒身体能量，主要包含以下5个步骤。

1. 第一步：感官唤醒

清晨，我们的感官处于半清醒状态，身体是非常放松的。我们首先要进行的是感官刺激，以唤醒我们的身体，可以采用“五感唤醒法”，用“视听触味嗅”唤醒感官。

视觉唤醒：拉开窗帘、打开窗户，感受户外的空气和第一缕阳光。

听觉唤醒：播放一段能让自己瞬间感到温暖、幸福的歌曲，温柔地唤醒听觉。

触觉唤醒：用温水洗一洗脸，注意千万不要直接用冷水，因为太冷的水虽然能让我们瞬间清醒，但其实我们的身体会本能地反抗这种刺激，尤其是孩子，我们可以用温水给他擦一擦手和脸，用温暖唤醒身体。

味觉唤醒：有很多人有早晨先喝一杯蜂蜜水的好习惯，加一点儿柠檬或只喝温水，都可以唤醒身体；喝水的过程中需要注意体会，感受水从口腔到喉咙向下，让身体得到滋养。

嗅觉唤醒：当我们的身体还没有苏醒时，嗅觉是非常灵敏的，所以我们有时在沉睡中会被饭菜香唤醒。嗅觉唤醒是非常有效的。例如，我们切一块柠檬或者橘子皮闻一闻，或者可以磨一杯咖啡，闻一闻咖啡香也是很好的唤醒方法，如图2-40所示。

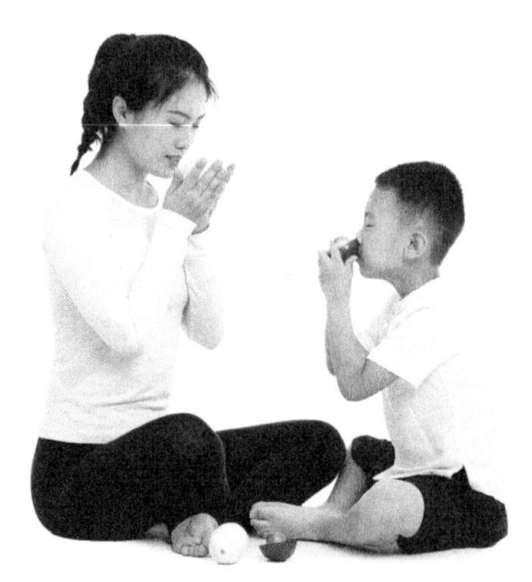

图 2-40

大家可以根据自己的需要，选取你和孩子喜欢的唤醒方法充分调动五感。唤醒后再起床，整个人的心情和状态都会很好，也能避免强制起床造成的“起床气”。

2. 第二步：心肺唤醒

五感唤醒法唤醒的是我们的意识，意识被唤醒后就可以慢慢起床。起床后要做的则是心肺的唤醒，需要2~3分钟，大家可以选择自己喜欢的热身操或简单的肌肉激活训练，如高抬腿等，如图2-41所示。这些训练可以激活肌肉，唤醒心肺，促进血液循环。

3. 第三步：肌肉唤醒

当我们完成心肺唤醒后，可以进行身体的舒展练习。每一次舒展练习都会唤醒身体，让身体变得更有活力。拜日式是较好的选择，每天早晨可以做5~7组。

4. 第四步：音乐唤醒

做完身体唤醒后一定要休息一下，可以坐着或躺着，调整呼吸，让身体的能量得到恢复，如图2-42所示。此外，还可以听一段冥想音乐，让身体和意识都平静下来，让身体调整到最佳状态。

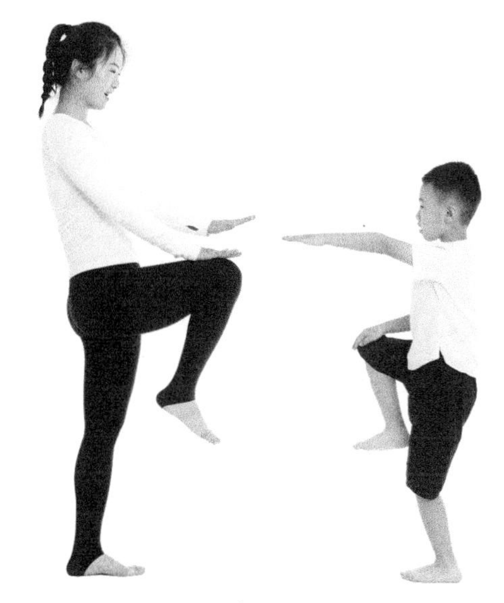

图 2-41

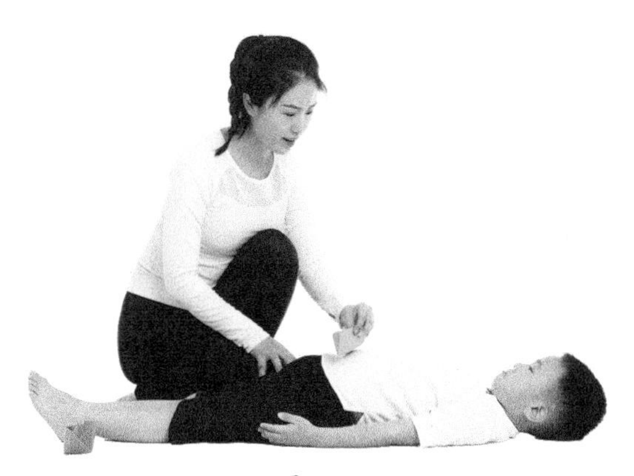

图 2-42

5. 第五步：语言唤醒

我们知道语言的能量非常强大，尤其是年龄比较小的孩子，其阅读的速度较慢，通过“听”获取信息尤为重要。早晨，家长可以给孩子朗读一首喜欢的诗或一篇有能量的文章，也可以唱一首能量满满的歌曲，让孩子感受到语言的能量。

相信家长和孩子在完成以上练习后都会调动自己积极的情绪，进而让接下来的学习和生活充满干劲。而这充满仪式感的五步唤醒，能够让家长带领孩子养成早起的习惯，而这样的习惯可能会影响孩子的一生。

温馨提示

家长和孩子在刚开始的几天可能会非常不适应，尤其是孩子在开始改变时会有困难，家长不要强制要求孩子去练习，先以身作则，慢慢等待孩子加入。如果家长的时间有限，可以选取自己感兴趣的1~2个步骤进行练习。相信一段时间后，家长和孩子的生活状态都会发生变化。

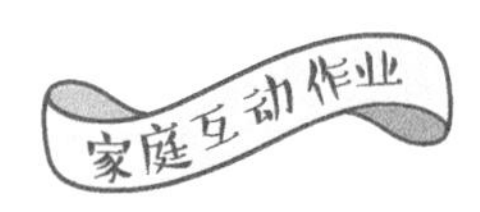

家长和孩子找一个周末的早晨，一起实践唤醒5步吧！

2.7 【瑜伽练习小秘诀】4周提高免疫力的瑜伽练习

相信家长已经学会了和孩子互动的方式，开始有信心用瑜伽提高孩子的免疫力，提高身体素质。但是无论是家长还是孩子，身体的改变都不是一朝一夕就能完成的，需要循序渐进地练习，所以制订练习计划是非常必要的。

家长平时带着孩子练习瑜伽，练习时间建议选择早晨，早晨练习可以让身体充满活力。练习瑜伽要循序渐进，以四周练习计划为例。第一周练习2次即可，每周增加一次，第四周则练习5次，逐步养成每天练习瑜伽的习惯。练习内容上，早晨以拜日式练习为主，刚开始每次练习3组，接着每周增加2组。除了拜日式这一固定练习内容，第一周可增加风吹树式、磨豆式、小鸭式，帮助孩子改善消化功能，让肠胃有动力。第二周可在拜日式的基础上增加小青蛙式练习，加强腿部力量训练，让身体有活力。第三周在拜日式的基础上增加椅子上的开肩、椅子上的核心训练以及椅子上的扭转放松。第四周则在“拜日式”的基础上增加一些综合练习，例如增加风吹树式、小青蛙式、磨豆式、椅子上的扭转放松，让内容更加丰富全面，也提高孩子对瑜伽练习的兴趣。每次练习时长约15~30分钟，具体安排建议见表2-1。

表2-1　亲子瑜伽练习建议

时间	练习频率	练习内容	
		早晨	备注
第一周	2次/周	拜日式3次+风吹树式1次+磨豆式1次+小鸭式1次	家长可以根据孩子的喜好增加或者减少练习时长
第二周	3次/周	拜日式5次+小青蛙式1次	
第三周	4次/周	拜日式7次+椅子上开肩1次+椅子上核心训练1次+椅子上扭转放松1次	
第四周	5次/周	拜日式9次+风吹树式1次+小青蛙式1次+磨豆式1次+椅子上扭转放松1次	

家长在陪伴孩子的过程中，可按照练习建议练习。如果孩子有抵触情绪，可以在练习前给孩子讲故事，增加练习的趣味性。对于低年龄段的孩子来说，故事引入能更好地帮助其集中精力练习。如果孩子特别喜欢练习某一个动作，家长也可以根据孩子喜好做调整。需要注意的是跳跃类的练习，例如小青蛙式，即便孩子喜欢也要控制次数，连续跳跃5~8次就要休息一下，保护好孩子的肌肉和骨骼。相信通过循序渐进地规律练习，孩子的身体素质会有明显的提升！

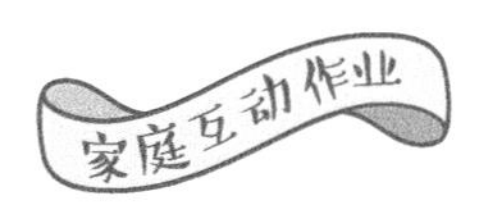

家长和孩子一同制订瑜伽练习计划，互相督促、坚持练习，并做记录，一个月后感受自己的变化。

第3章 提高专注力，让孩子学习不费力

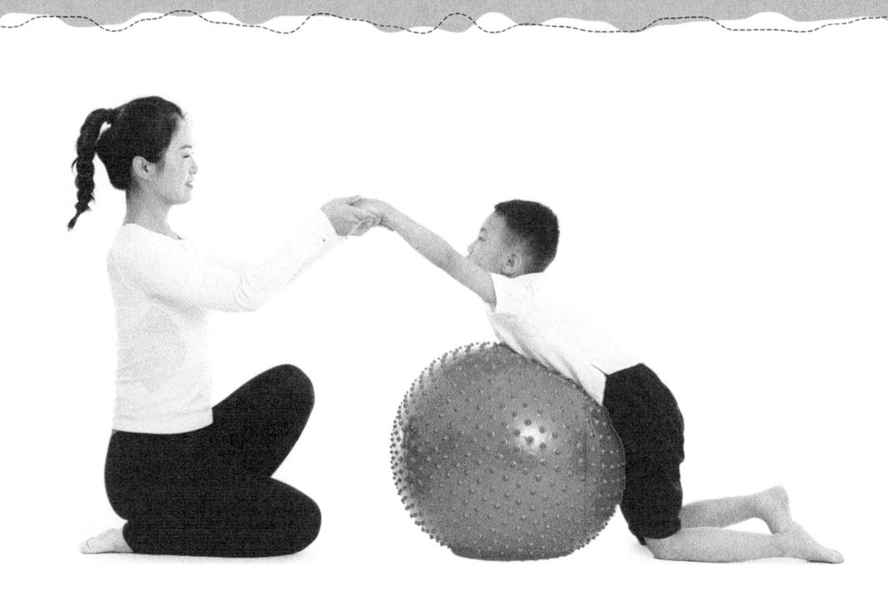

我们常说“身体是革命的本钱，身体好，工作才会好。”孩子的“工作”是什么呢？是“学习”。家长都希望孩子身体好、成绩好，这是他未来成功的保障。怎样让孩子学习好呢？除了正确的学习方法之外，良好的专注力也非常重要。本章将带领家长和孩子用瑜伽提高专注力。

3.1 测一测：测出孩子专注力水平

俄国著名教育家乌申斯基这样评价专注力：专注力是我们心灵的唯一门户，意识中的一切，都要经过它才能进来。专注力被人们称为心灵的门户。那孩子的专注力究竟怎样？家长需要先了解如何观察专注力水平。

3.1.1 观察孩子的专注力水平

孩子在专注力上出现问题，通常会表现为，上课听讲不到几分钟就开小差，刚开始做作业就要上厕所，看一会儿书就开始玩别的，小动作多、做事拖沓、粗心大意等。专注力差会影响知识的吸收，从而严重影响孩子的学习质量。但是有些家长会说，我家孩子虽然在学习上专注力不够，但是看电视、打游戏时，眼睛直直地盯着屏幕，一动也不动，这是怎么回事呢？

其实，专注力分为“有意注意”和“无意注意”。

“有意注意”是指人主动将自己的注意力放在某件事物上。例如学习或看书时，我们需要主动将注意力放在学习内容上，在一定程度上控制自己的行为。有意注意有两个特征：一是有目的性，二是意志力参与其中。

“无意注意”则没有人的意志力参与，是指人因为被某件事物吸引而专注于其中。例如，孩子在打游戏、看动画片时特别专注，是因为被内容所吸引，而不是孩子自己要求要专注其中。

有意注意是人的意志力参与的注意，而无意注意则是一种被吸引的注意。所以，有意注意的结果是专注，而无意注意的结果是沉迷。但不同年龄段的孩子的专注力水平是不同的，随着身体的不断发育，大脑也逐渐发育成熟，孩子的专注力水平也会逐步提高。家长可以通过孩子的日常行为举止判断其专注力水平，具体可以从以下几个方面观察。

接受信息的完整度。观察孩子对于生活中父母叫他做的事情，以及学习时老师讲解的知识的理解程度，看是否能够完整地掌握全部内容。家长可以说一段话，让孩子复述出来，看是否有遗漏。

接受信息的反应速度。家长可以给孩子发出指令或任务，例如“请到玩具箱拿出小熊放在书架的第三层，并将书架第一层的书拿给妈妈”，面对这样的指令，观察孩子是否能够迅速反应并完成指令。

集中注意力的时间长度。观察孩子是否能够长时间地听你讲话，在听的过程中，是否有走神、东张西望的情况。

孩子专注力的水平需要综合评价，不能仅凭孩子的某个行为就判断孩子的专注力差，家长需要多观察。

3.1.2 静不下来的孩子，一起练习瑜伽树式

瑜伽有很多考验平衡能力的动作，从低难度到高难度，完成这些动作需要全神贯注，可以提高专注力。其中树式就是一个简单易学的平衡动作。年龄较小的孩子难以做到标准的树式，家长让孩子按照以下步骤进行练习，并记录孩子在练习中坚持的时长，判断孩子的平衡能力。

步骤说明

- 站立，双手叉腰，抬起右腿，右腿指向正前方。
- 右脚跟抵住左脚内侧，右腿向右打开约45度。如果孩子平衡感较好，可以将右脚位置逐渐抬高，抵住左小腿内侧或左大腿内侧。
- 吸气时手臂在两侧打开并高举过头顶，尽量伸直。保持身体稳定，记录孩子能够坚持的时长，如图3-1所示。

如果孩子年龄较小，刚开始练习时稳定性不够很正常，家长不要太着急，可以让孩子通过辅助练习提高稳定性，例如背靠墙或者是手扶着椅子，如图3-2所示。

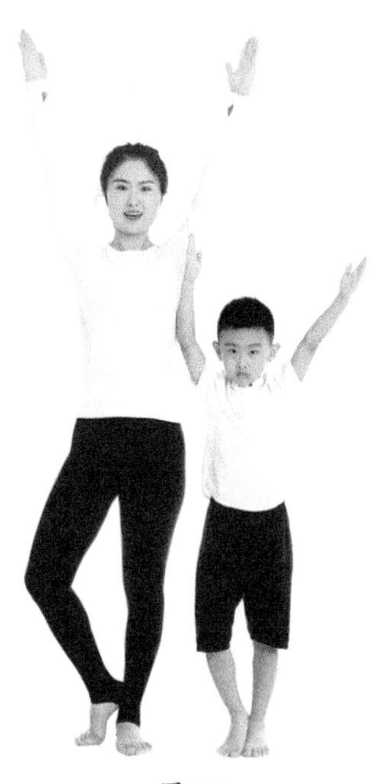

图3-1

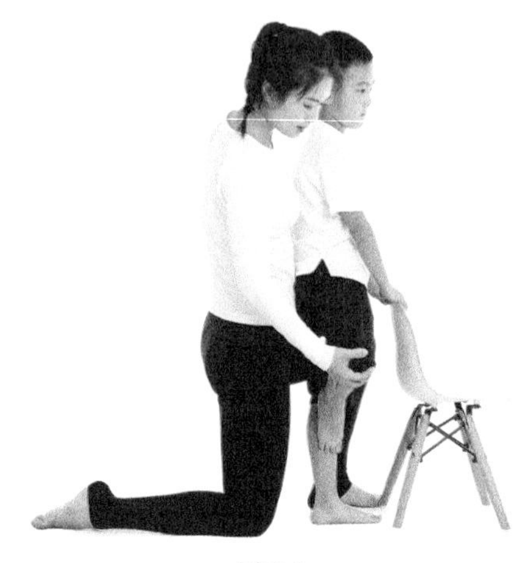

图 3-2

加强版练习：抬起一只脚，将手指放在眼前，眼睛看着手指，手指向右侧转动，头跟着一起转，再转向左侧，看是否能够保持稳定。

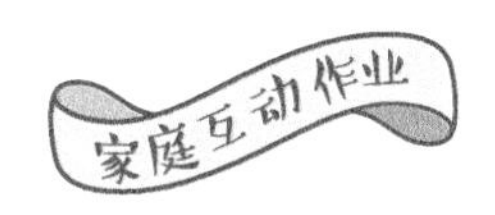

家长和孩子一起做树式的测试，比一比谁站得时间更长。

3.2 提高专注力，学习不费力

孩子的学习成绩与孩子的专注力有关。要想孩子学习好，必须提高孩子的专注力。家长了解孩子的专注力受到哪些因素的影响，才能科学地帮助孩子提高专注力。

3.2.1 影响儿童专注力的三大因素

每个孩子由于先天条件和后天生活环境不同，专注力的水平也有差异，其中主要的影响因素包括以下3种。

一、身体情况

专注力水平和孩子的身体情况有着密切的关系，身体情况包括健康程度、睡眠质量、营养水平等。如果孩子经常生病，精神状态不好，专注力一定较差。所以要想孩子有好的专注力，首先要让孩子身体健康、睡眠充足、营养均衡。

二、心理状态

一些孩子在学校学习六七个小时，要上好几门课，放学之后，还要赶着去上各种兴趣班、补习班，连晚饭都不能坐下来踏踏实实地吃，好不容易回家了，还要写作业、弹钢琴、听英语、亲子共读等，这一天又忙、又累、又紧张，很难保持相同的专注度去做每一件事情。这样的安排给孩子造成了极大的心理压力，孩子容易心不在焉，做事效率低下，严重影响其专注力水平。

三、家庭教育环境

信息时代高速发展，孩子会较早接触电脑、手机等电子产品，导致很多孩子只对电子屏幕中高频闪动的画面感兴趣，而在生活中很难保持专注。

一些家长为了让孩子发展更多兴趣、学到更多东西、更有效地利用时间，让孩子从小就一心多用。最典型的，就是在孩子玩玩具时，给他放音乐、放英语，美其名曰“磨耳朵”。

“磨耳朵”似乎是让孩子在使用视觉时，听觉也别闲着，把“潜能”充分调动起来。但专注要求的是“全神贯注”，是全部的注意力和心理活动都聚焦于一件事。让孩子边玩边听的结果就是孩子听没听进去，玩也被外界噪声干扰，两件事都没做好。

孩子长期被培养着“一心二用”，就会养成注意力不集中的习惯，比如在写作业时，手上写着，耳朵还会听着旁边的动静，稍有风吹草动就要跑出来看看，参与一下，这就是让家长烦恼无比的“不专心”了。

3.2.2 瑜伽练习帮助孩子提高专注力

亲子瑜伽形式多元化，瑜伽动作能够提高身体的耐力、柔韧性、平衡能力、力量，进而全面提高孩子的身体素质。亲子间的互动小游戏，会让孩子更加投入练习，在不知不觉中强健身体。

本章介绍适合亲子练习的平衡力瑜伽和意志力瑜伽，让家长和孩子在有趣的亲子互动中增强体质、提高专注力。

3.3 平衡力瑜伽：孩子反应慢？3个瑜伽动作，灵活敏捷反应快

平衡类练习在瑜伽中有很多，3~6岁的孩子的身体在快速发育中，家长要注意练习的趣味性，不要一味追求练习的时长，要在练习中建立孩子的自信心，练就孩子“气定神闲”的专注力。

体式一：海星式（瑜伽名称：四肢伸展式）

故事引入　夜深了，大海妈妈也入睡啦！可是调皮的小海星还在心中数着小绵羊：一只、两只、三只……数来数去怎么都睡不着。他仰望着天空，数着天上眨着眼睛的小星星，一颗、两颗、三颗，他想自己会不会是天空中最调皮的那颗小星星落到了大海里呢？小海星多么希望自己就是天上的小星星啊！小海星不能离开水，因为离开水就无法存活。小海星长长的触角伸向天空，和天上的星星打招呼：“嗨！小星星们，我在这儿，能和你们交个朋友吗？”天上的小星星好像看到他了，有一颗流星落了下来，小海星开心极了，他赶紧许了一个愿望，进入了甜美的梦乡。在梦里，他真的变成了一颗天上的小星星，闪烁着耀眼的光芒……

步骤说明

- 站立在地面上，双脚打开，双脚之间的距离约为50厘米。
- 双手侧平举，变成大字形，像一颗小海星一样。
- 小海星要变成流星。抬起右脚，将重心置于身体左侧，保持平衡，如图3-3所示。再调整重心，换脚。

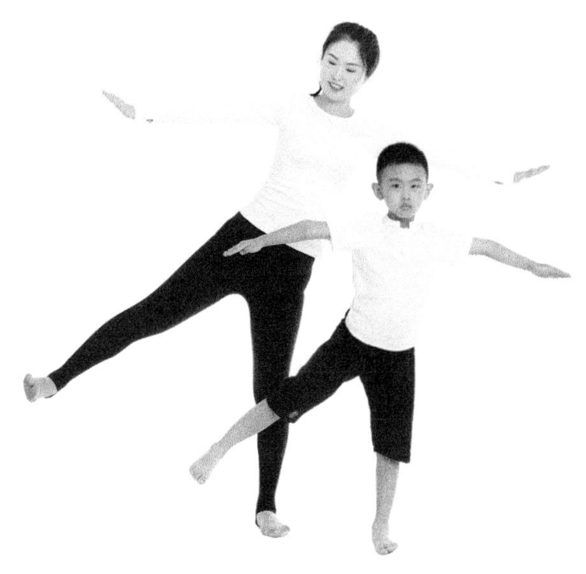

图3-3

体式功效

✿舒展四肢，矫正不良体态，移动重心的动作可以帮助孩子锻炼平衡能力。

温馨提示

如果孩子在做动态练习时身体不稳定，家长可以拉住孩子的手，或者在孩子的身后手扶着孩子的手臂，帮助孩子保持稳定，如图3-4所示。

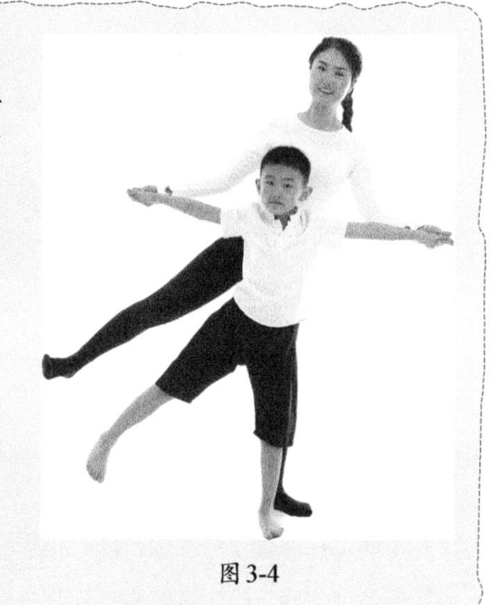

图3-4

体式二：老虎爬行（瑜伽名称：虎平衡）

故事引入　老虎被称为“万兽之王”，是食肉动物，有敏锐的听力、夜视力和粗壮的犬齿。老虎虽然高大但是非常灵活，为了不让其他的动物发现它的行踪，它走路时很轻盈。所以，让我们来学习一下老虎的动作吧！

步骤说明

- 跪在地上，上半身前俯，手臂支撑上半身，大腿尽量与地面垂直。
- 老虎准备向前爬了，左腿向后蹬直，如图3-5所示。
- 右手向前一步落在地面上，左膝弯曲落在地面上。接着右腿向后蹬直，伸出左手向前，继续向前爬，双手双脚交替。

体式功效

- 锻炼孩子的平衡能力和协调能力，锻炼腰腹部的稳定性。

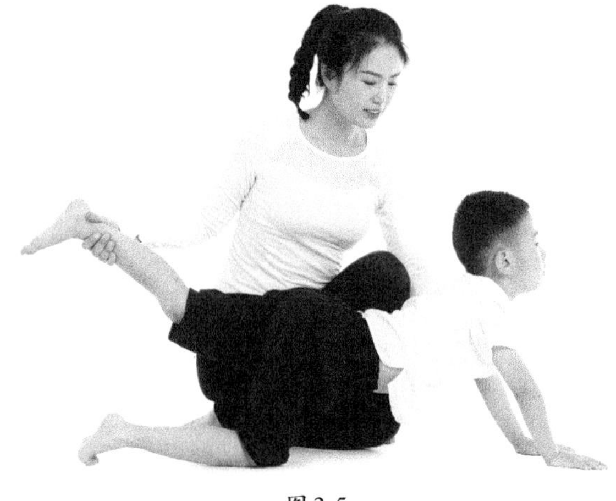

图3-5

温馨提示

1. 向前爬行的过程中，要抬头向前看。
2. 抬手和抬腿的过程中不要翻髋，要保持背部平直，以使用腰腹部的力量。

亲子互动游戏

对于年龄较小的孩子，家长可以和孩子比赛爬行，尽量把动作做得夸张一些。平衡感较好的孩子可以在家长背上一起做老虎爬行，注意孩子的手放在家长的肩膀处，可以先尝试将脚抬高，以培养亲子间的默契，如图3-6所示。

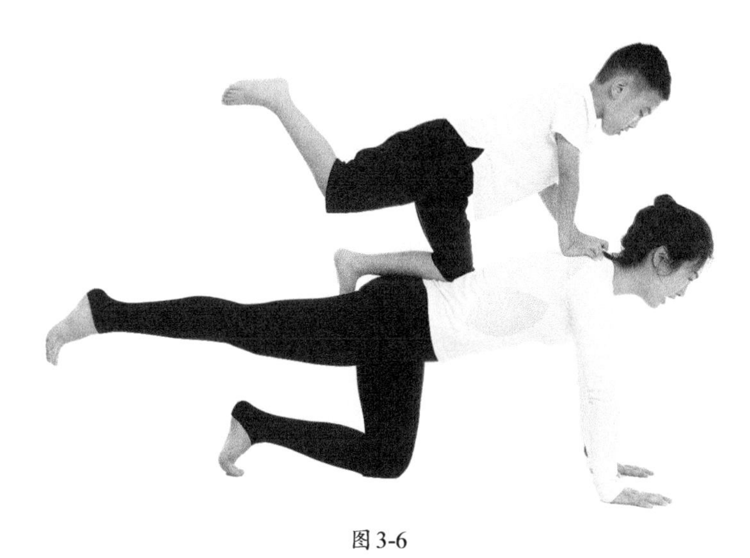

图3-6

体式三：丹顶鹤（瑜伽名称：战士三式）

丹顶鹤在我国的文化中是长寿、吉祥的象征，丹顶鹤又叫作“仙鹤”。

步骤说明

- 站立，双手叉腰，抬起右脚，身体仿佛变成一只丹顶鹤。
- 手臂向两侧打开变成“翅膀”。
- 丹顶鹤准备起飞了。右腿向后蹬直，尽量与地面平行，背部挺直，如图3-7所示。保持3~5秒，身体站直，再换脚练习。

体式功效

锻炼身体的平衡能力，增强腹部肌肉力量，使腿部肌肉更为匀称和强健，激发身体的活力。

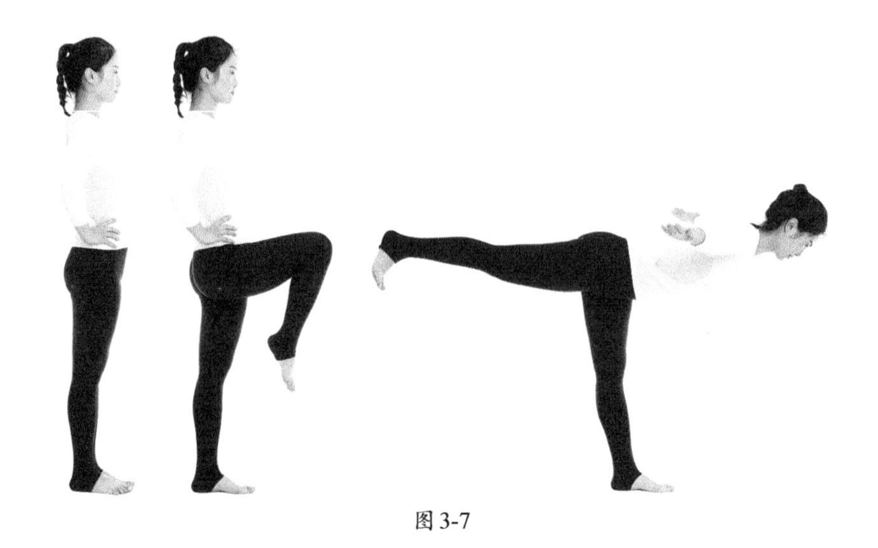

图 3-7

温馨提示

这个动作对于3~6岁孩子是一个很大的挑战，孩子难以完成时，可以脚蹬在墙上练习，以保持稳定。

亲子互动游戏

家长和孩子做双人的丹顶鹤起飞的动作。两人胳膊互相抱在一起，家长单膝跪地，孩子抬起一只脚，保持数5个数再换脚，如图3-8所示。

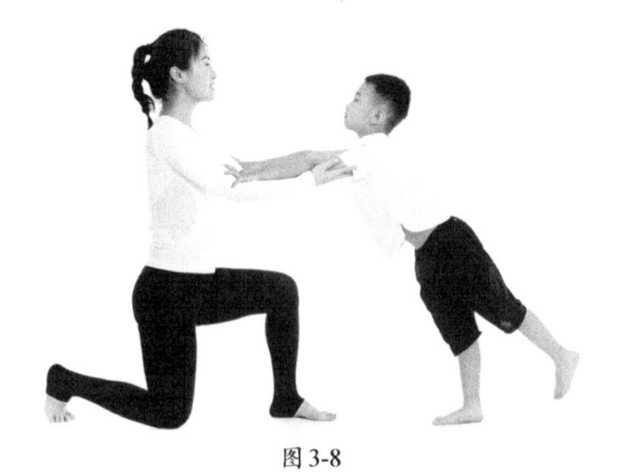

图 3-8

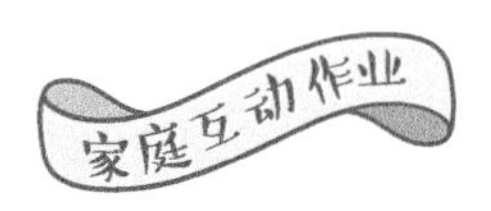

家长和孩子一起边讲“小海星”的故事边练习，孩子说一说有什么梦想想要实现。

3.4 意志力瑜伽：孩子上课坐不住？腰腹力量是关键！3个亲子互动立即见效

肌肉耐力训练可以让孩子能够稳定、持续地保持专注。在家中训练时，家长不要操之过急，要使训练符合孩子的身体发育规律，要对孩子的各个肌肉群交替训练，以免孩子疲劳和损伤。

接下来要做的3个瑜伽动作都和交通工具有关，小朋友们可以想想准备去哪里。

体式一：划船式（瑜伽名称：船式）

步骤说明

- 坐在地面上，膝盖弯曲，背部挺直。
- 手臂向前伸直尽量与地面平行，好像握住船桨，可以做前后划船的动作。
- 身体向后倾45°，双脚抬起，小腿与地面平行，手臂向前伸直，掌心相对，保持3~5次呼吸，如图3-9所示。

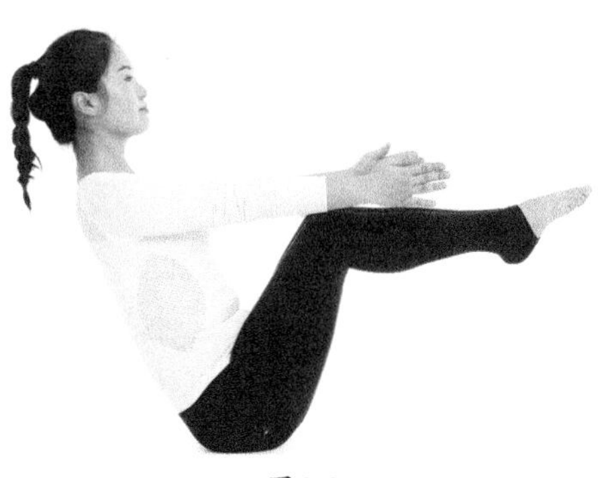

图3-9

- 呼气时放下手臂，双腿回到地面上。

体式功效

✿ 锻炼腹部肌肉、臀部肌肉，同时有助于减少腰部脂肪。

温馨提示

孩子刚开始做划船式时，会因为腰腹力量不够而身体不稳定，应从脚不离地的动作开始做，腰腹力量增强后再将双脚抬离地面。另外，家长可以在孩子身后保护孩子，以防摔倒。

亲子互动游戏

1. 家长和孩子面对面坐好，膝盖弯曲，脚趾相对，手拉手。

2. 抬起一侧小腿，让脚掌贴在一起。

3. 再抬起另一侧小腿，让另一侧脚掌也贴在一起，双侧小腿尽量与地面平行，注意背部挺直，眼睛看正前方，如图3-10所示。

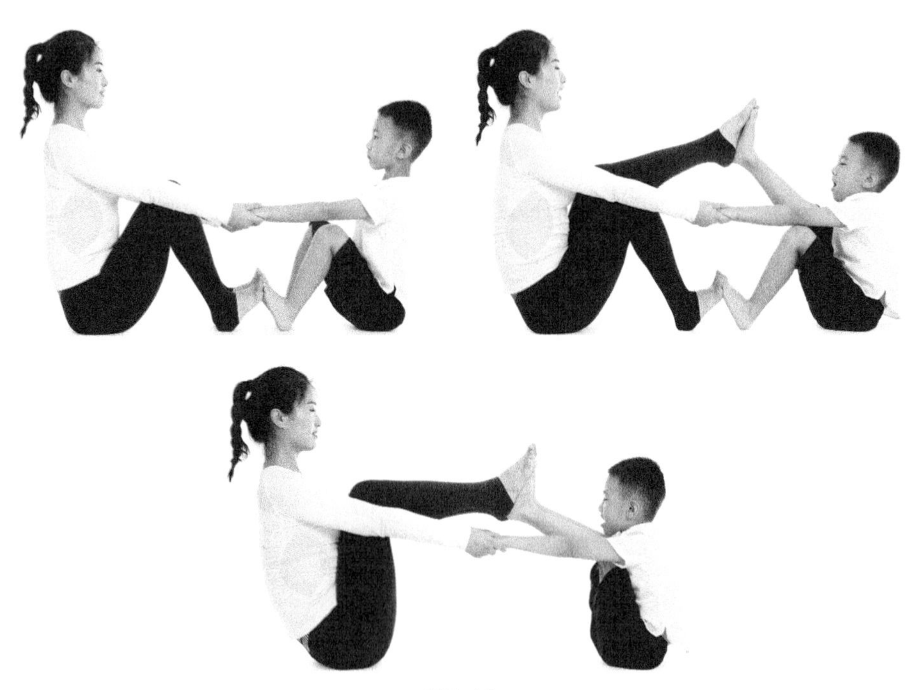

图 3-10

温馨提示

如果孩子较小，拉手有难度，手里可以拿一条绳子或丝带。另外，划船游戏还可以和全家一起做，以提高家庭成员的默契度。

体式二：自行车（瑜伽名称：倒箭式）

步骤说明

- 仰卧在地面上，屈膝，双脚踩在地面上，双臂举高与地面垂直。
- 双腿向上伸直，与地面垂直。
- 脚后跟用力开始做蹬自行车的动作，双腿交替屈膝画圈，如图3-11所示。
- 呼气时屈膝，双脚落地，放松身体。双腿交替一次为一个动作，5个动作一组，做3组练习。

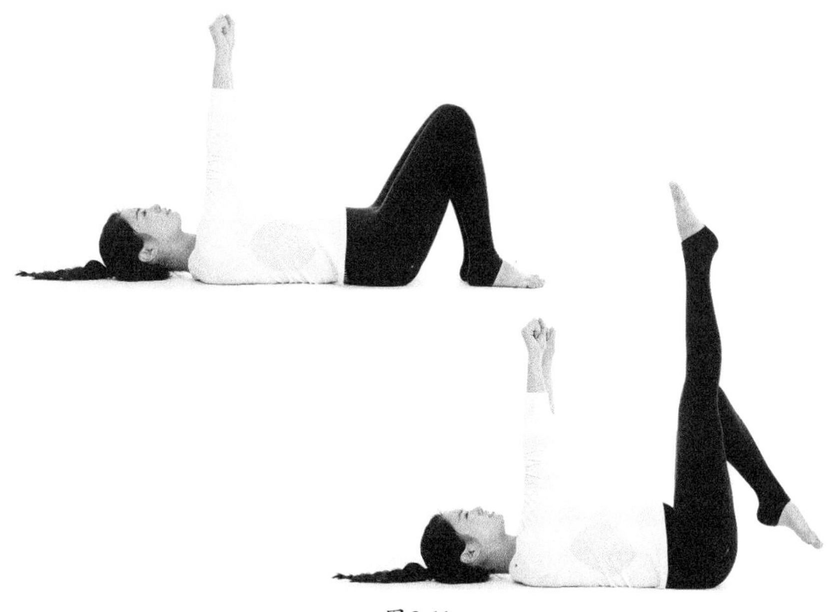

图3-11

体式功效

- 增强双腿和腹部的力量，改善血液循环，减轻静脉曲张。

亲子互动游戏

家长和孩子做“双人自行车”的游戏。家长和孩子面对面，躺下来屈膝，脚掌贴在一起，手臂举高尽量与地面垂直，像握住车把。开始蹬自行车，第一次练习时，以家长为主导，先慢慢蹬，再加速，然后减慢速度，最后停下来。第二次练习时由孩子控制速度。整个过程中手臂要保持“握住车把”的姿势，以锻炼手臂力量和协调能力，如图3-12所示。

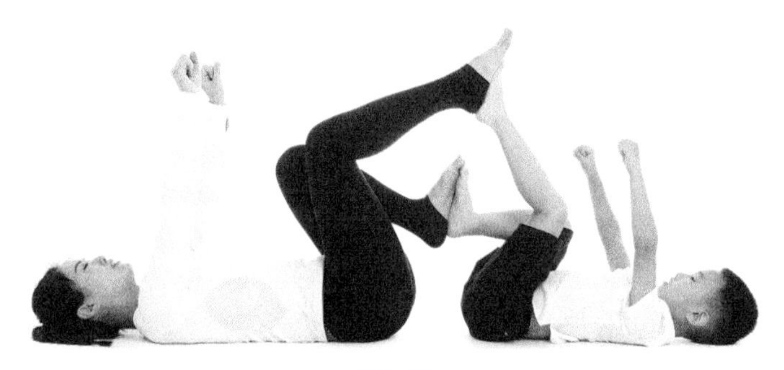

图3-12

体式三：飞机式（瑜伽名称：蝗虫式）

步骤说明

- 俯卧在地面上，双腿并拢，手臂放在身体两侧，额头轻触地面。
- 吸气，双臂、上半身和双腿同时抬离地面，保持3次呼吸，如图3-13所示。
- 呼气，身体还原，屈肘，额头放在小臂上，放松。

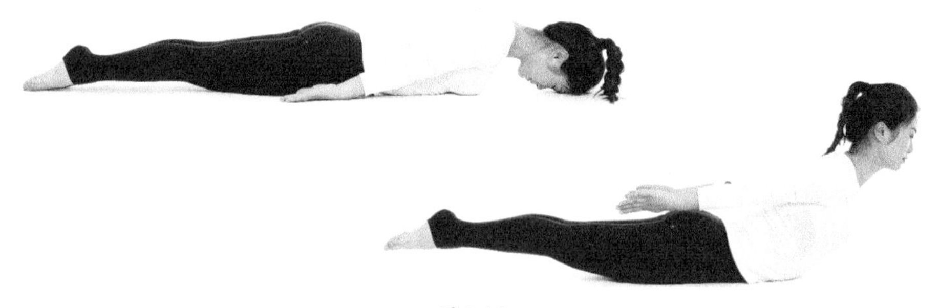

图3-13

体式功效

✿强化腰背部力量，改善驼背以及久坐造成的腰背疼痛问题。

温馨提示

1. 手臂伸直，朝后方或者两侧伸展，以带动上半身和头部抬起，如图3-14所示。

2. 起初，孩子的腰背力量不足，可以从动态练习开始，吸气时抬起，呼气时落下，5个一组，做3组。孩子力量加强后，再让孩子做保持的练习。

3. 家长还可以用手压住孩子的双腿，孩子只做抬起上半身的动作，这样更容易。

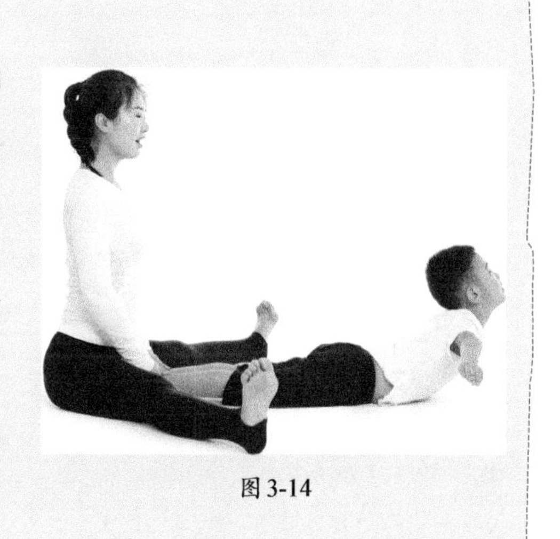

图3-14

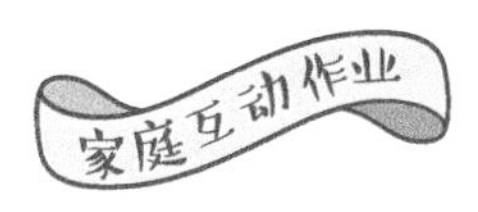

家长和孩子一起做划船式，并一起唱*row row row your boat*，保持一首歌的时间。

3.5 烛光冥想一分钟，明亮双眼、保护视力

现在很多孩子因为长时间用眼而眼睛不适。在专注力练习中，视觉有着非常重要的作用，视觉追踪能力对专注力有很大的影响。所以保护好孩子的视力，提高视觉的敏锐度可以有效地帮助孩子提高专注力。

瑜伽烛光冥想练习可以帮助家长和孩子放松视觉神经，提高专注力。

步骤说明

- 找一根蜡烛放在桌子上，与蜡烛保持一个手臂的距离，烛光略低于视线。
- 先看向地板，再慢慢地沿着桌子向上移动视线，一直到烛光处，停下来，专注地看着烛光。
- 保持1~3分钟，如果有眼泪，先让眼泪流一会儿，尽量不眨眼，缓慢闭上双眼，能看到一个小火苗在闪烁、跳跃，然后逐渐变小、消失。

练习功效

排除杂念，让大脑自然平静下来，缓解视觉疲劳，提高睡眠质量。

温馨提示

1. 尽量在晚上周围环境比较安静时练习，轻柔舒缓的音乐可以帮助家长和孩子更好地集中注意力。

2. 刚开始练习时，无论是家长还是孩子，都可能有眼睛不适的情况，练习时长可以从半分钟或一分钟开始，慢慢地增加。

烛光冥想练习会让孩子逐渐变得专注与平静。烛光尽管很微小，却能平静地释放自己的温暖。愿小小的烛光点亮孩子的内心，让孩子的内心充满光明。

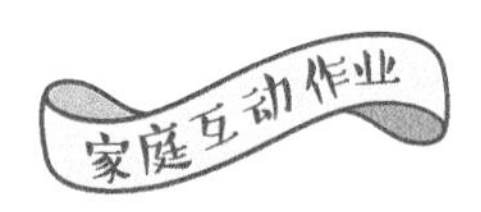

家长和孩子在傍晚时，找一个安静的地点，播放轻柔的音乐，一起做烛光冥想。

3.6【瑜伽练习小秘诀】系统提高孩子专注力的练习建议

相信通过本章的学习，家长和孩子已经掌握了关于提高专注力的瑜伽练习。

但提高专注力不是一朝一夕的事，家长如果发现孩子的专注力出了问题，首先需要判断是哪一个因素造成的，不要盲目地让孩子做专注力练习，而要先为孩子提供提高专注力的条件。

规律的作息、强健的身体、合理的饮食结构、良好的学习环境和家庭氛围缺一不可。此外，家长耐心的陪伴也十分重要。关于具体的练习方法，大家可以参考以下内容。

1. 练习的时间频率

家长可以每天抽出10分钟陪伴孩子练习，具体时间不定，但要注意尽量在孩子比较轻松、愉悦的状态下进行练习。因为专注力非常集中的时候，大脑的能量消耗非常大，如果孩子受到外界干扰或能量消耗较多，就不合适练习专注力，所以家长可根据孩子的情况挑选时间。

2. 练习环境营造

家长要想提高孩子的专注力水平，需要营造适合练习专注力的环境。孩子在练习时，要尽量保持环境的洁净，避免出现过多的干扰因素。一些家长喜欢在家里摆放很多小玩具，或者使用卡通墙贴，这些都会干扰孩子。要尽量营造简单、干净的环境让孩子练习。

3. 练习内容设置

专注力的练习需要循序渐进，具体的内容需要融入日常的学习、运动、生活中。以游戏的形式展现练习内容，让孩子在轻松愉快的环境中练习，效果会更好。平衡力、意志力的练习可以穿插进行，烛光冥想的练习可以每天进行。

最后，家长应尽量让孩子保持轻松愉悦的心情，避免给孩子过大的压力，同时在陪伴的过程中要耐心为孩子营造健康、舒适的环境，这样才能激发孩子的潜能。

第4章 稳定情绪，让孩子快乐成长

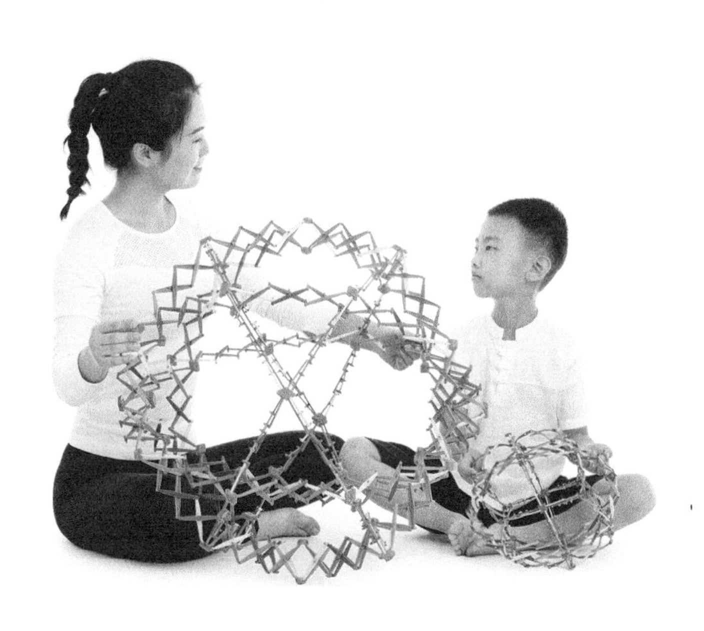

3~6岁的孩子特别情绪化，遇到一点高兴的事，就会手舞足蹈；别人一句不经意的话刺激到他，可能就会哭闹或者破坏东西。其实有时候成人的情绪都会时好时坏，更别说孩子了。成人能够比较好地控制自己的情绪，而孩子很难做到，但是孩子的情感是十分真实的，他们的喜怒哀乐就是自我内心的表达。

积极的情绪会让孩子身心健康；消极的情绪则可能会影响孩子的身心健康。呼吸练习可以改善情绪。本章将介绍瑜伽中的呼吸练习，帮助家长和孩子一同稳定情绪，让孩子快乐成长。

4.1 当“熊孩子”遇见“虎妈”，一触即发，如何缓解不良情绪

妈妈：“快跟阿姨打招呼！”

孩子：“……”

妈妈：“你怎么这么不懂礼貌？快！”

孩子：“……”

妈妈：“下次别想我带你出来玩！”

孩子：“不带就不带！”

妈妈：“你！走！给我回去！”

孩子：“哼！臭妈妈！”

妈妈：“你……”

晚饭时间，孩子还在看动画片，不肯吃饭，家人轮番上阵，使出各出奇招均无果。直到妈妈怒发冲冠，就差抡起胳膊，孩子才哭啼啼地走到饭桌前……

学习时，心不在焉的孩子，一旁干着急的家长；吃饭时，提醒一下动一下的孩子，口干舌燥的家长；犯错时，说不得的孩子，急火攻心的家长……以上情景你眼熟吗？是不是看到了自己家的样子呢？很多家长都说：“孩子不听话、闹情绪、软硬不吃，我也没招了”。可是如果三天两头就来这些“戏码”，亲子关系势必会受到不良影响。

无论是孩子还是家长，在生活中，都容易产生不良情绪，如果一方态度强硬，就会产生冲突。家长需要注意的是，对于孩子而言，不良情绪包含恐惧、沮丧、愤怒、焦虑、悲伤、嫉妒等。孩子受不良情绪的干扰，容易任性、乱发脾气，情绪的剧烈波动会影响孩子的人际关系，严重危害其心理健康。所以，家长一定要重视孩子的情绪表达，同时要和孩子一起学习处理情绪。这样一方面可以提高沟通效率，减少和避免家庭矛盾；另外一方面可以帮助孩子心理健康发展。那么如何缓解不良情绪呢？

首先，需要记住一个原则：“先处理心情，再处理事情”。无论是孩子还是

成人，当产生情绪波动时，很难做出理智的判断，有时甚至可能做出一些让自己后悔不已的决定。因此当产生情绪时，双方需要先冷静下来，待心情平静后，再处理具体的事情。暂停3秒的深呼吸可以帮助家长和孩子平复情绪、快速冷静。大家应该都有这样的体验，当自己特别生气或者紧张的时候，呼吸会变得急促、不平稳，此时可以下意识地深呼吸，这样很快就可以平复心情。

瑜伽中的“呼吸控制法”练习是非常重要的。人类一刻都离不开呼吸，提高呼吸的质量就是提高生命的质量。本章将为大家介绍适合亲子共同练习的呼吸法，帮助家长和孩子通过练习改善呼吸质量，拥有好情绪。

4.2 气球式呼吸：“火山”要爆发，建立“安全岛”，一起深呼吸

噘着小嘴、脸憋得通红、握紧小拳头或者抱着手臂，整个人气鼓鼓的，像快要爆炸的气球，看到这样的情形，我们基本可以判断孩子正在生气，“火山”即将爆发！当出现这样的情况时，无论孩子是出于什么原因，家长都要先要处理心情，再处理事情。

建议家长在家里给孩子安排一个温馨的小角落，命名为“安全岛”。当孩子有不良情绪时，让其暂停所有的行为，移步到“安全岛”冷静一下。家长陪伴和等待孩子平静下来。孩子每次在家里出现情绪问题时，都可以在“安全岛”调整自己。这样一个属于自己的空间能够让孩子更有安全感，更有利于其释放情绪。

接着，可以做5~8组深呼吸，注意深呼吸的做法。

吸气时，像在闻花香，让呼吸变得深长，想象花的香气充满了整个身体，如图4-1所示。吸气时避免耸肩，尽量放松，让胸腔和腹腔同时鼓起。

呼气时，口鼻同时均匀、缓慢地呼气，像吹蒲公英一样，这样可以更有效地放松身体。

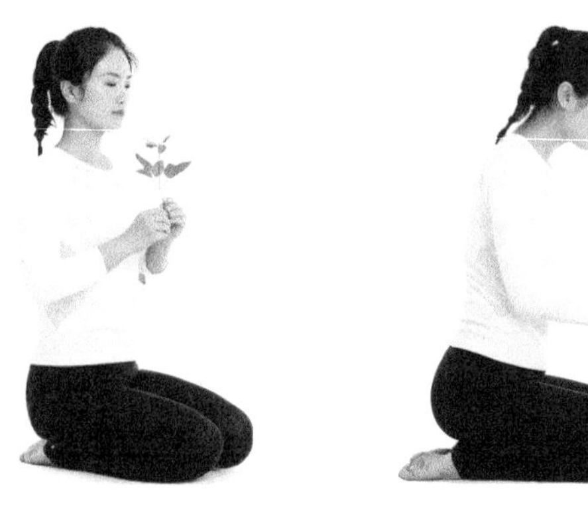

图4-1

呼吸名称：气球式呼吸（瑜伽名称：摩天式）

小朋友们知道热气球是怎样升上天空的吗？家长可以给孩子讲解热气球升空的原理。

接下来，孩子和家长一起学习气球式呼吸法。

步骤说明

- 站立，双腿分开与肩同宽，屈膝下蹲，两手间抱住一个球。
- 鼻子吸气，慢慢站立，手臂向上高举到头顶，想象自己乘坐一个热气球飞上天空，脚后跟抬高，脚尖点地，保持3秒，如图4-2所示。
- 呼气时，用嘴巴发出“so……”的声音，慢慢屈膝下蹲，将球轻轻放在地面。反复做3~5次。

体式功效

- 更好地改善肺活量，帮助恢复精力和缓解压力。

温馨提示

我们可以选择坐立，双手放在两侧的肋骨处，吸气时，体会整个胸腔、腹腔扩张的感觉。如果孩子暂时感觉不到也没有关系，随着练习的进行，呼吸会越来越深入。

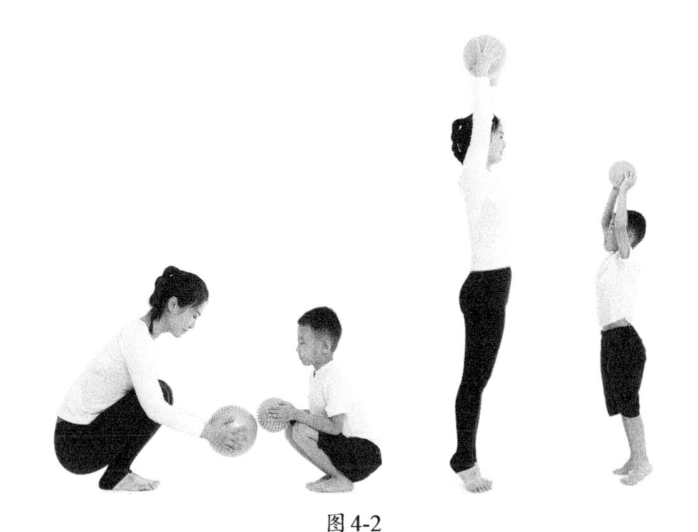

图4-2

亲子互动游戏

家长可以和孩子一起做“热气球旅行”游戏，游戏中有2个角色，分别是热气球和乘客。首先确定角色，可以先由孩子做热气球，家长做乘客。

第一步，孩子站在前方，家长站在孩子身后，并用手扶住孩子的肩膀。

第二步，孩子和家长一起蹲下，孩子将双手搓热，两手间抱住一个球，准备给热气球点火。

第三步，吸气，给热气球充气，孩子和家长一同缓慢站起来，孩子的手臂从两侧向上高举过头顶。

第四步，乘客说明旅行的目的地，孩子保持手臂高举过头顶的动作，将脚后跟抬高，带着乘客去往目的地，如图4-3所示。

第五步，到达目的地后，热气球要降落了，孩子慢慢呼气，给热气球放气，呼气时用嘴巴发出“so……”的声音。孩子屈膝蹲下，乘客安全抵达目的地。接下来交换角色。

这个游戏可以让孩子保持手臂高举过头顶的动作一段时间，帮助孩子增强肌肉力量，使其身姿挺拔；抬起脚后跟的动作可以锻炼孩子的平衡能力，描述方向可以锻炼孩子的语言表达能力和对方向的判断力；同时，合作可以促进亲子间的亲密。

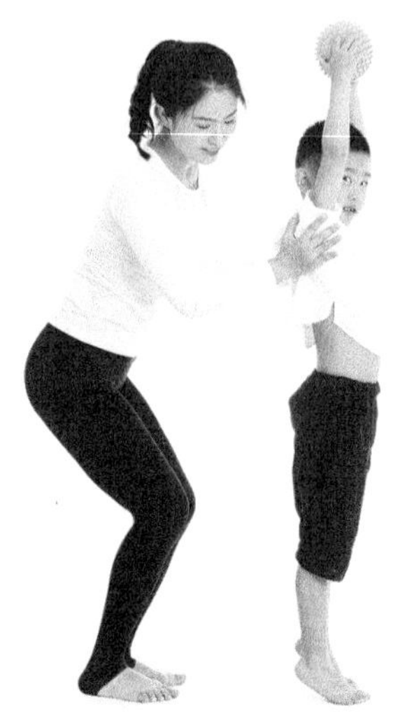

图 4-3

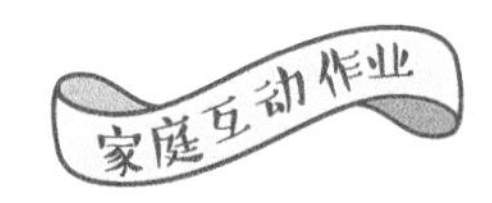

家长和孩子一起做“热气球旅行”的游戏，练习气球式呼吸，请家长给孩子讲解热气球的由来。

4.3 狮吼式呼吸：有压力，来练“狮吼功”，释放压力、回归平静

无论是家长还是孩子，每当有压力时，会感到内心压抑。为了避免对他人造成伤害，很多人会选择压抑自己，以致整个人变得郁郁寡欢。

一个人压力过大的时候，最明显的反应就是肌肉紧张、心跳加快、血压升高、出汗等。压力过大还会导致注意力不集中，记忆力、理解力、创造力下降，产生担忧、烦躁不安、焦虑等情绪。

练习瑜伽就是减压的过程，帮助身心放松。狮吼式呼吸可以帮助我们释放被压抑的情绪，缓解压力。

呼吸名称：狮吼式呼吸

狮子是强壮而勇敢的猛兽，狮子的吼叫声如雷贯耳，瑜伽中的狮吼式呼吸是通过模仿狮子的吼叫声释放压力。

步骤说明

- 跪坐，臀部放在脚跟上。
- 双手放在地面上，手指张开，手臂伸直。
- 上半身向前倾45°，吸气时肚子鼓起来，嘴巴张开，伸出舌头，下巴收紧；鼻子呼气，呼气时发出“哈”的声音，像狮子的吼叫声，如图4-4所示。

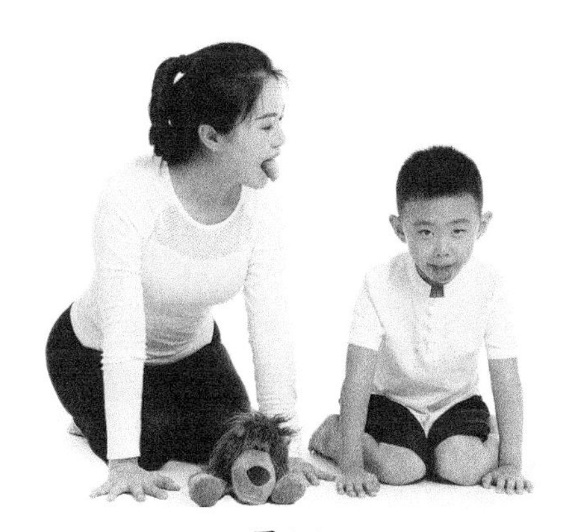

图4-4

体式功效

发出声音可以释放压力。性格内向、不擅长社交的孩子张大嘴巴发出声音、练习呼吸，能够培养自信心。

温馨提示

提醒孩子挺直腰背，收紧下巴。面对年龄较小的孩子，家长在练习狮吼式呼吸时，面部肌肉要放松，做一只“温柔的狮子”，避免夸张的表情吓到孩子。

此外，我们可以配合狮子奔跑式，这样既能释放压力，也能舒展身体，一起来做吧！

体式名称：狮子奔跑式（瑜伽名称：新月式）

步骤说明

- 站立，双脚并拢，两手叉腰。
- 抬起右脚后撤大约一条腿的距离，右脚脚趾点地，脚后跟抬起，身体略微前移保持平衡。
- 弯曲膝盖，使右膝落地，保持双手叉腰。
- 双手放在左脚前方两侧，双手手指着地，像是狮子的爪子。
- 吸气，抬起上半身，举起双手放到头的两侧后方。呼气，发出“哈……”的声音，可以反复做3~5次，如图4-5所示。
- 右脚脚趾回勾点地，膝盖抬离地面，收回右脚，向前还原为站姿，再进行对侧的练习。

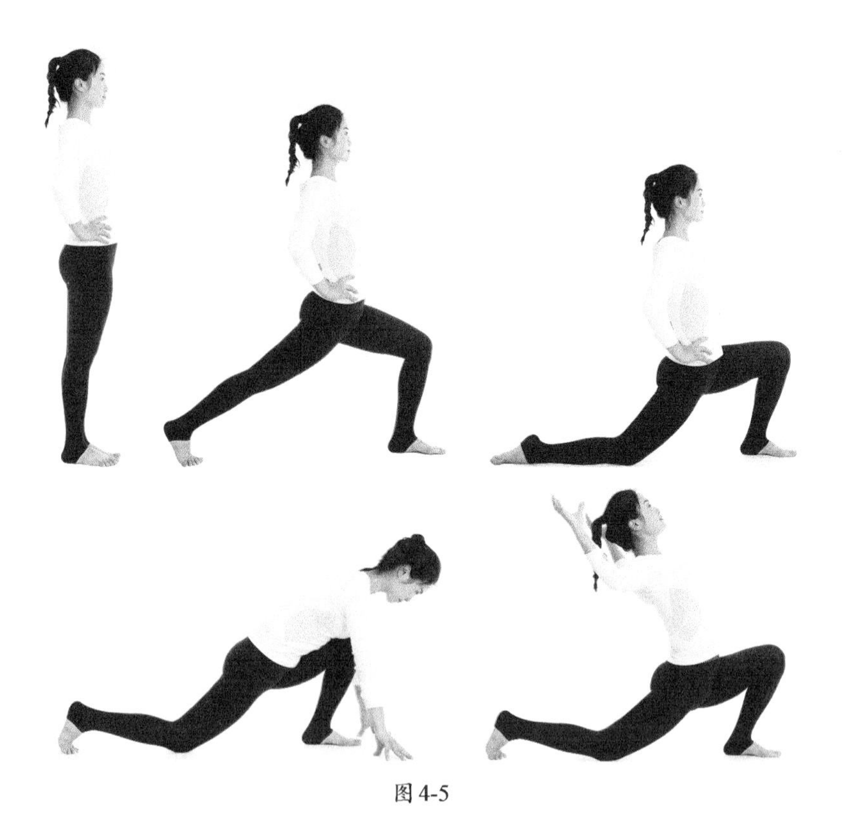

图4-5

体式功效

✿舒展脊柱，增强大腿和背部肌肉力量，缓解久坐引起的不适，按摩腹部器官，改善呼吸。

无论是狮吼式呼吸还是狮子奔跑式，都可以帮助孩子和家长释放压力、改善情绪。胸腔的扩展训练可以让人心情愉悦，改善呼吸。

温馨提示

年龄较小的孩子容易重心不稳，家长可以和孩子并排进行练习，直立时可以让孩子上半身靠在家长的身上，以稳定身体，如图4-6所示。

图4-6

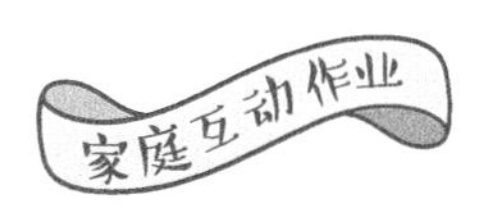

家长和孩子一起做狮吼式呼吸练习，并想一想，生气的时候还有什么方法能让自己的心情好一些。

4.4 兔子式呼吸：有委屈，变身“小兔子”

现在的孩子备受家人的关爱，自尊心也越来越强。因此，当给予孩子的关注有所欠缺时，他们可能会不理解且难以接受，会产生委屈的情绪。

当孩子被误解、受到不公正的待遇时，最期待的就是理解和安慰。当家长没有给予理解和安慰时，孩子的委屈情绪表现在行为上，就会出现退缩或者哭闹。现实生活中，当孩子感到委屈时，家长要教孩子平复情绪，让其明白表达需求才能解决问题。

兔子式呼吸练习可以帮助孩子缓解委屈的情绪，练习呼吸的同时，有趣的模仿还能让孩子破涕为笑、改善心情。

呼吸名称：兔子式呼吸（瑜伽名称：分段式呼吸）

小朋友们，爱哭的小兔子眼睛总是红红的，你们爱哭吗？接下来，小兔子要教给大家一个方法，让爱哭的小朋友开心起来，快点一起学起来吧！

步骤说明

- 家长和孩子跪坐，臀部放在脚后跟上，背部挺直，双手比作兔子的耳朵。
- 吸气时，用鼻子吸气，将一口气分成2~3段，如图4-7所示。
- 呼气时，嘴巴微微张开，均匀、深长地呼气，一次性呼完，练习5~8组。

呼吸功效

- 通过控制呼吸控制情绪。这种呼吸法对于爱发脾气的孩子很有帮助。

温馨提示

尽量不要在吸气时瘪下或挤压鼻孔。孩子刚开始练习时，吸气分成2~3段即可。

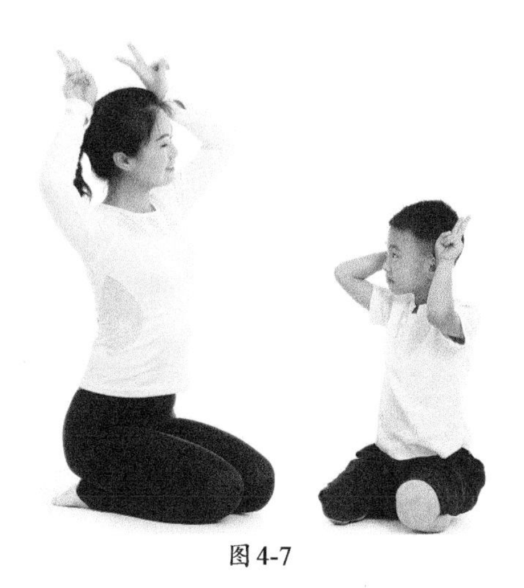

图 4-7

家长和孩子一起做兔子式瑜伽练习，可以帮助平复情绪。

体式名称：兔子式（瑜伽名称：叩首式）

步骤说明

- 跪坐在地上，双手在背后十指交扣。
- 吸气，将手臂向上伸直。
- 呼气，用头顶着地，变成一只漂亮的兔子，保持3次呼吸，如图4-8所示。
- 边吸气，边慢慢起身，最后再抬起头。

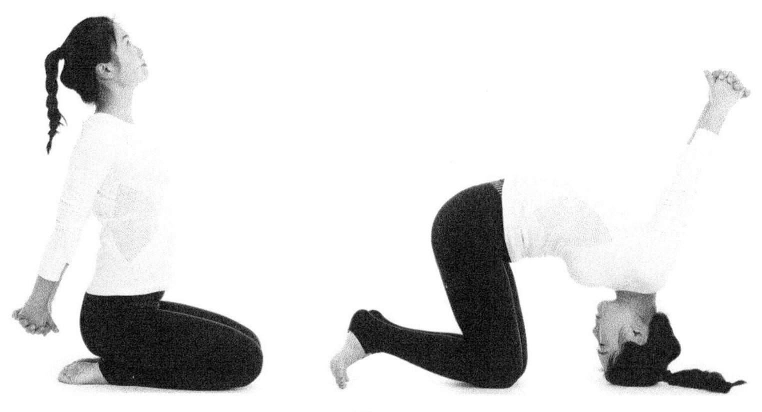

图 4-8

体式功效

✿可以强化心肺功能，对于心脏脆弱的孩子很有帮助；可以帮助驼背的孩子打开肩膀，挺直身体，缓解脖子的紧张感。

温馨提示

头顶着地的动作对于年龄较小的孩子有点儿困难，家长可以在旁边帮助孩子，保护孩子，如图4-9所示。练习时，家长可以提醒孩子看着自己的肚脐，等动作稳定后，鼓励其自己保持平衡。

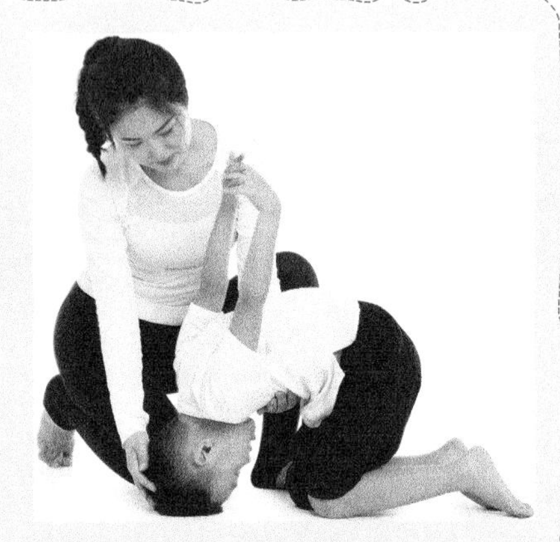

图4-9

亲子互动游戏

家长和孩子可以一起做“谁的耳朵长”的游戏。两人面对面做兔子式，手臂尽量举高，试着触碰对方的手，就像是两只兔子的耳朵碰在一起，如图4-10所示。

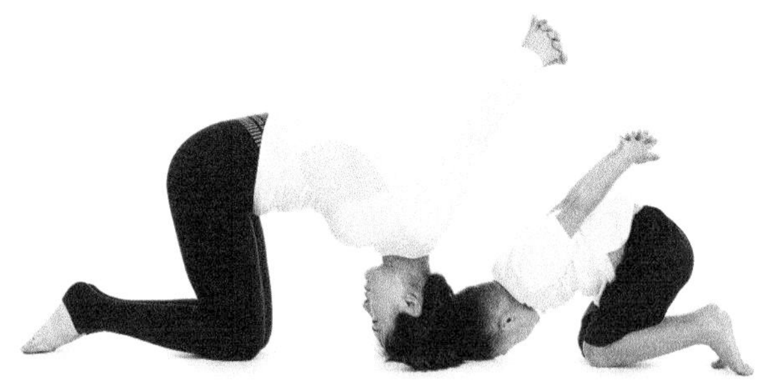

图4-10

很多家长的肩膀不够柔软，很难完成动作，需要不断练习，提高肩膀的灵活度和柔韧度。

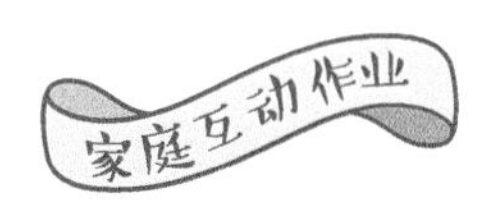

家长和小朋友一起做兔子式呼吸，并尝试完成“谁的耳朵长”亲子互动游戏。

4.5 伐木式呼吸：有愤怒情绪，做个“伐木工”，不用伐木也能泄怒

愤怒是人类情绪中最原始的一种。当我们的利益被侵害或者受到不公平的待遇时，往往会产生愤怒的情绪。因此在日常生活中，愤怒产生的一个重要的意义在于，提示我们自己的需求没有被满足。

当孩子或者家长有愤怒情绪的时候，在行为上的表现往往比较激烈，所以，很多家庭认为要压制愤怒，因为愤怒的爆发会伤害到他人。但是，如果愤怒总是被压制，它会转化成两种情绪：一种是自责，另一种是焦虑。长期无法体验和表达愤怒的人，会感到无力，对周围的事情失去兴趣。所以，无论是家长还是孩子，都应该尝试体验和表达愤怒。我们不需要为愤怒而愤怒，但应通过突破这一层非常激烈的情绪，找到被我们忽视的需求。

伐木式呼吸的练习可以使我们体验愤怒，释放心中压抑的情绪。

呼吸名称：伐木式呼吸

小朋友要保护森林，不能砍树，我们做的伐木式呼吸不是真正的伐木，一起来试一下吧。

步骤说明

- 站立，双脚分开，双手在体前十指相扣。
- 鼻子吸气，手臂伸直，高举过头顶。
- 呼气时发出“哈”的声音，同时双手如同伐木般向下砍，反复练习5~8组，如图4-11所示。

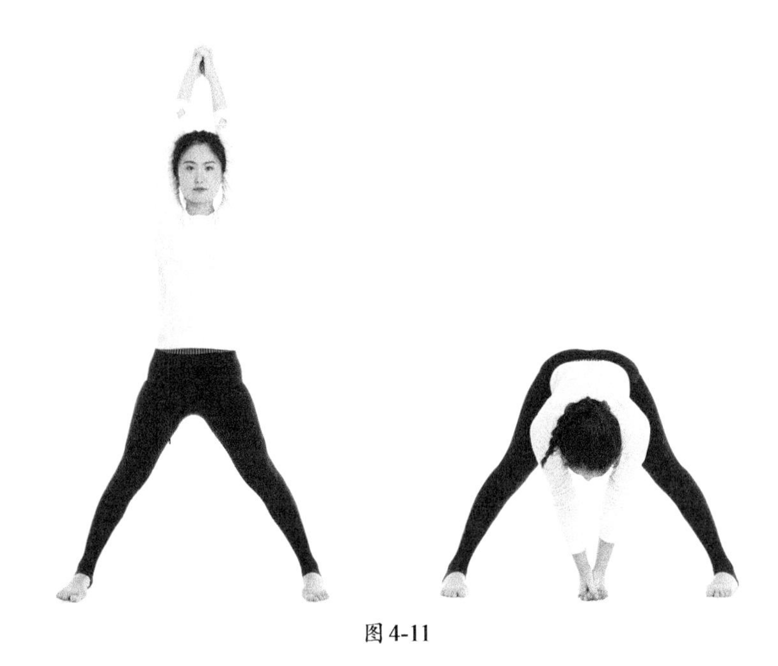

图 4-11

体式功效

✿释放压力，消除愤怒的情绪，同时放松背部和手臂，缓解因久坐造成的腰背疼痛。

温馨提示

在呼气时，腹部要用力内收，好像有人用拳头打我们的腹部，我们要迅速躲避一样。发出“哈”的声音时，要避免单纯用嗓子喊，以保护好声带。如果在户外练习，例如在公园里或者山顶上，更有助于疏解情绪。

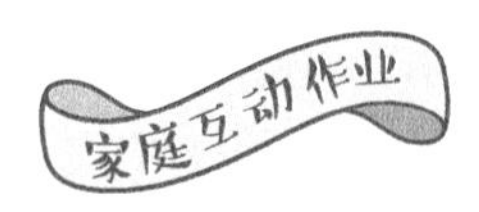

家长给孩子讲一个保护森林的故事，学习伐木式呼吸，想想我们生活中的哪些行为可以保护大自然。

4.6 小船式呼吸：紧张、不安，躲进“小船”让你平静、有力量

无论孩子还是成人，当身处陌生的环境时，都容易产生紧张、不安的情绪，常伴有呼吸急促、身体发抖的反应。这是对未知的恐惧打破了自身的安全感时，身体产生的本能反应。长期处于紧张、不安情绪下的孩子会胆小、怕生，甚至产生社交障碍，家长要理解孩子的情绪，给孩子安全感，帮助孩子放松身心，拥有积极、阳光的心态。

小船式呼吸可以帮助孩子和家长放松身心、改善情绪，让内心更强大。想象我们“躲进”了一艘属于自己的非常安全的小船，一起做练习吧！

呼吸名称：小船式呼吸（瑜伽名称：腹式呼吸）

步骤说明

- 躺在地上或者床上，在肚子上方放一只小纸船或一个小玩具，双手置于身体两侧，掌心向上，身体完全放松。
- 吸气时，让腹部向上隆起，肚子上的小船“浮起”。
- 呼气时，让腹部慢慢下沉，肚子上的小船向下沉，反复做10组，如图4-12所示。

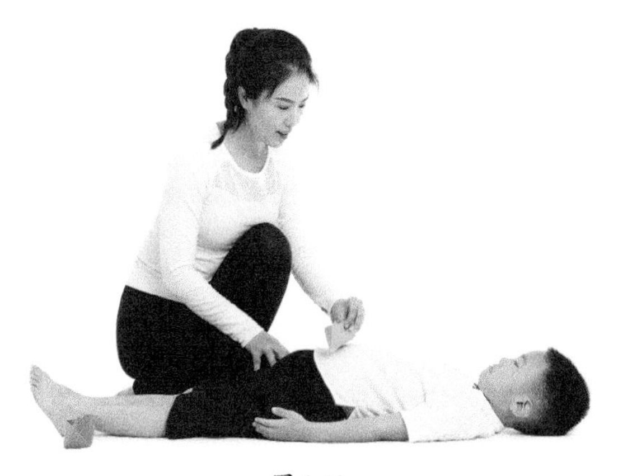

图4-12

呼吸功效

✿放松身心，改善肺活量，改善呼吸。

温馨提示

有时孩子很难放松下来，因此在做这样的练习时，家长可以找一个相对舒适、让孩子感觉安全的地方，例如床上或沙发上。家长也可以放轻音乐，在孩子身边轻拍安抚，帮助孩子放松。另外，家长可以给孩子朗诵引导词，引导孩子进行呼吸练习。

小船式呼吸引导词

现在我们要做一个很放松、很有趣的练习，叫作肚皮上的小船。你需要先折一只小纸船，或者找一个你喜欢的小物品，比如一片叶子、一只贝壳、一个玩具熊。现在找一个安静、舒服的地方，床上、沙发上或是垫子上。平躺下来，身体放松，但是要保持警觉，不要睡着。现在拿起小纸船，专注地看着它，将它轻轻地放在你的肚皮上，可放在肚脐下面一点儿的位置，将你的注意力，随着小纸船放在你的肚皮上。

现在保持自然的呼吸，随着一吸一呼，你感觉到肚皮上的小纸船在一起一伏，就像是在大海上，缓缓地前进，去到你向往的地方。你很好奇，小纸船在你的肚皮上是如何起来又下去、起来又下去的，你不用去刻意地去控制，它就可以这样自然地发生，持续地发生，非常神奇。当你非常安静、非常专注地去感受这个过程，你会感受到肚皮起伏的幅度、节奏，还有每一次起伏之间的停顿；你会感受到气流如何通过鼻腔进入身体，充满了你的腹部，又如何从腹部经过身体，再从鼻腔呼出去。可能每一次起伏之间会有一些细微的差别，现在我们用一点儿时间，去安静地探索这个过程，把注意力放在肚皮上的小纸船上。

你做得很好，从现在开始，这只小纸船会一直陪伴着你，不论你是站着、坐着还是躺着，不论你是在行走、奔跑还是跳跃，你都会知道，你的肚皮上有一只小纸船。它总是随着你的呼吸，一起一伏，自在地航行着。每当你感到紧张、不安或是焦虑的时候，你都可以躺下来，找到肚皮上的这只小纸船，找到你的专注和快乐。

接下来，手臂向上，伸一个大大的懒腰，身体侧躺向一侧，头枕着手臂，感受你的心跳，小手推地，慢慢起身，结束练习。

亲子互动游戏：肚子上的小船

年龄较小的孩子很难躺下来去感受呼吸。家长可以和孩子一起做一个亲子互动游戏，让孩子找到肚子起伏的感觉。

家长和孩子平躺在地上或床上，孩子将头枕在妈妈的肚子上，静静地感受家长的呼吸，感受肚子随着呼吸起伏的状态，让孩子体会到深入呼吸的感受，如图4-13所示。也可以互换角色，家长躺在孩子的肚子上。

这样的亲子互动游戏不仅可以让孩子了解腹式呼吸的感受，而且通过肢体的接触，感受互相的呼吸和身体的温度，可以更有效地改进亲子关系。

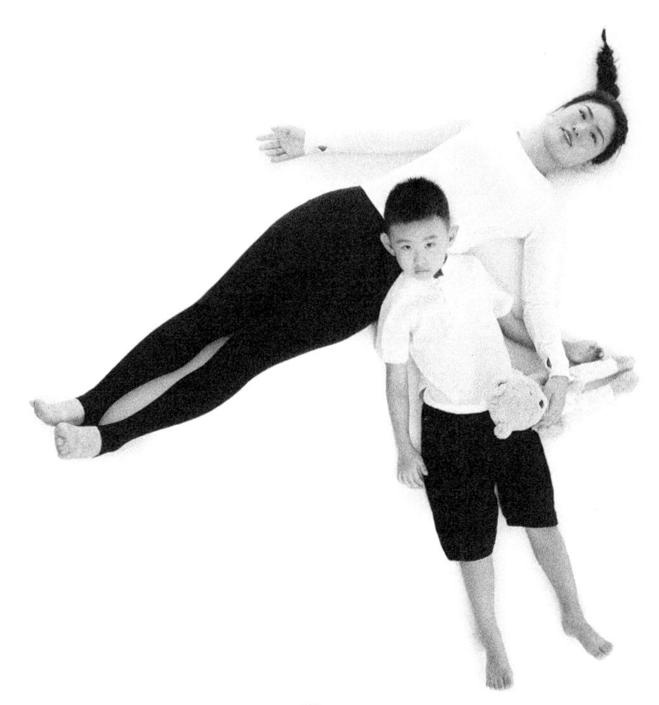

图4-13

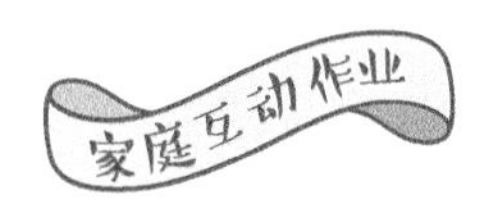

家长为孩子朗读小船式呼吸引导词，并和孩子一起做“肚子上的小船”的亲子互动游戏，请孩子描述一下感受。

4.7 认识情绪小游戏：“照镜子”面部瑜伽操，面部肌肉练起来

当我们有情绪的时候，身体和表情往往会第一时间做出反应，让别人能够理解自己感受，例如，开心时会大笑，生气时会暴跳如雷，伤心时会哭泣，惊讶时会张大嘴巴，等等。所以，帮助孩子识别情绪可以先从观察情绪开始。

家长和孩子一起做“照镜子”的小游戏，充分调动面部表情和肢体动作，帮助孩子认知自己和他人的情绪。

步骤说明

- 准备一个六面小骰子，在骰子的不同面上写上不同的情绪词，如生气、高兴、委屈、难过、愤怒、恐惧。然后把骰子抛出，哪个情绪词正面朝上，家长和孩子就做出相应的表情，让对方知道当你出现这种情绪的时候会有怎样的表现。
- 家长和孩子面对面，距离一个手臂的距离，从面部表情开始，先以孩子为主导，做出不同的表情，家长模仿。
- 孩子做出带有情绪的肢体动作，如图4-14所示，家长模仿，完成后交换角色。

这个游戏还可以变成欢快、动感的形式。家长和孩子面对面站立，距离2米，放一段欢快的音乐，孩子随着音乐做任意动作，家长模仿孩子，完成后互换角色。

游戏益处

- “照镜子”的游戏可以教会孩子认识情绪，以及了解自己和他人在不同

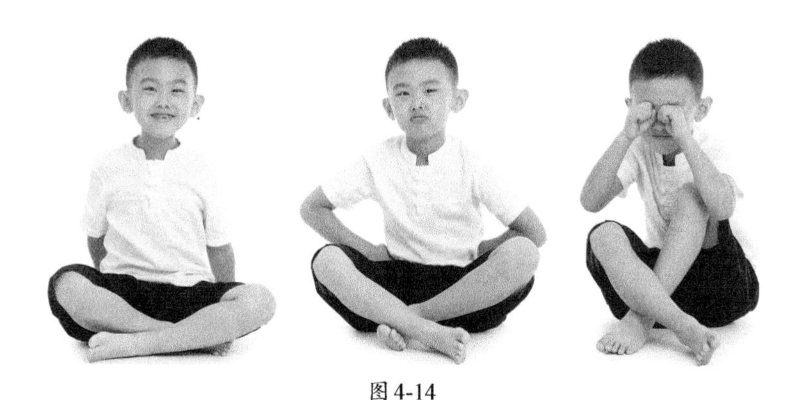

图 4-14

情绪下的表现，增进亲子间的了解。

✿ 做面部表情和肢体动作，不仅可以锻炼面部肌肉，使面部肌肉更有弹性，还可以伸展身体。

✿ "照镜子"的游戏也是一个非常棒的专注力训练。在整个过程中，想要完全模仿对方的表情和动作，需要集中注意力观察对方，孩子在游戏过程中也锻炼创造力。

刚开始做这个游戏时，很多家长会放不开，因为孩子的表情是夸张的，甚至有时孩子会故意做鬼脸。请家长放下自己的身份，把自己变成"孩子"，投入游戏中，用心体会和孩子在一起的欢乐。

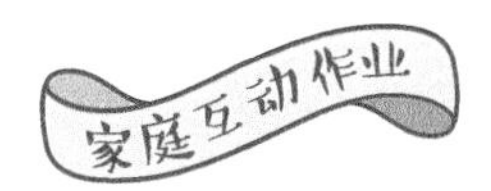

家长和孩子一起做"照镜子"的游戏，同时记录下家长和孩子在每一种情绪下的表情和动作，加深对对方的了解。

4.8 【瑜伽练习小秘诀】给缺乏安全感、胆小、易有情绪的孩子的练习建议

相信家长已经学会了改善情绪的呼吸练习的方法。对于缺乏安全感、胆小、

容易出现情绪的孩子，家长可以带领孩子坚持每天练习呼吸。

早晨起床，可以选择狮吼式呼吸、伐木式呼吸、兔子式呼吸，唤醒身体，改善肺活量；晚上睡前，可以选择气球式呼吸、小船式呼吸，让身心都得到放松，拥有平静的情绪，提高睡眠质量。在平时，家长也可以和孩子多做呼吸小游戏，在游戏中改善呼吸。

对于3~6岁的孩子，呼吸练习相对安静，有时很难调动他的兴趣，这时家长可以使用一些小工具去吸引他。下面的“水果呼吸法”和“吹蜡烛呼吸法”就利用了生活中的道具，让孩子在游戏中练习呼吸。

一、水果呼吸法

物料准备：橘子、苹果、柠檬等隔着果皮能够闻到味道的水果。

步骤说明

- 选择一些常见的水果，闭上眼睛，依次去闻每一个水果的味道，并判断是什么水果。
- 找到一个自己喜欢的水果，将其捧在手心，充分地闻它的味道，再安静地呼吸几次，感受一下水果的味道。
- 深深地吸气，吸气时在心中默数4个数，呼气时心中默数6个数，练习5~8组，如图4-15所示。

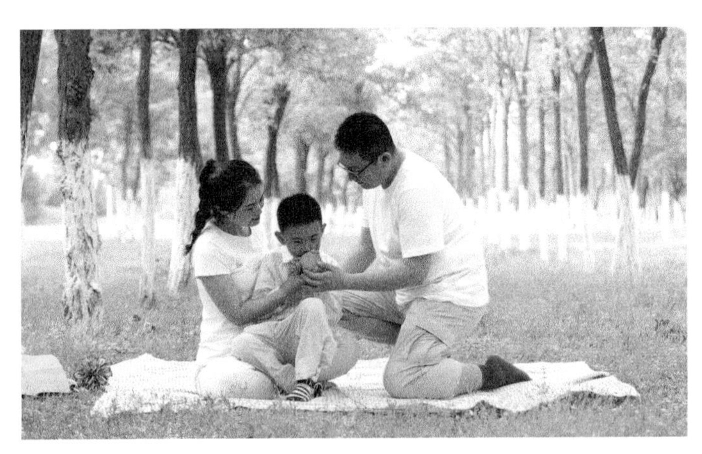

图4-15

游戏功效

水果呼吸法可以增强嗅觉的灵敏度，改善呼吸，对于呼吸较浅、容易产生紧张情绪的孩子很有帮助。

二、吹蜡烛呼吸法

物料准备：10根蜡烛。

步骤说明

- 将10根蜡烛立在桌子上，依次排开并点燃。
- 在距离蜡烛10厘米的位置，依次吹灭蜡烛，每根蜡烛尽量都用一口气吹灭。如果觉得比较容易，可以将距离调整到15~20厘米，加大难度进行练习。

游戏功效

改善肺活量，尤其可以锻炼控制呼吸的肌肉，让呼吸更有力量感，提高呼吸的质量。

另外，如果没有蜡烛，可以用小球或者小纸团代替。将小球放在地板上，家长和孩子用嘴吹小球，比一比谁吹得更远，如图4-16所示。

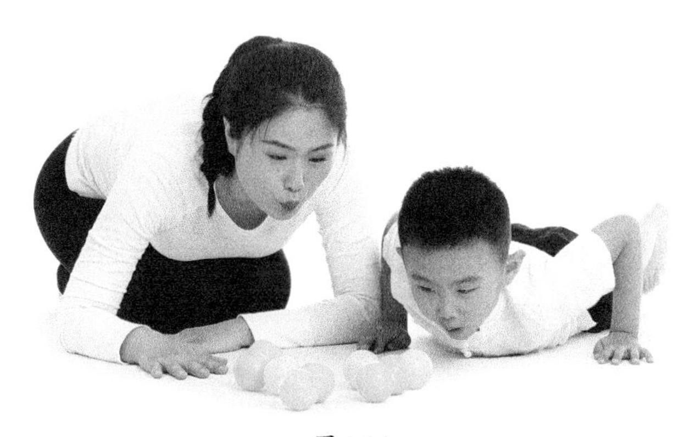

图4-16

爱玩是孩子的天性，无论做哪一项练习，对于3~6岁的孩子而言，兴趣才是最好的老师。家长需要有足够的耐心，让自己也回归到孩子的状态，用心陪伴孩子做游戏，相信喜悦将是家庭生活的主旋律！

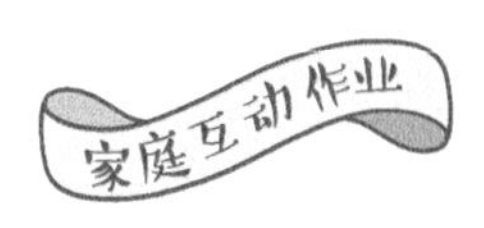

家长和孩子选择自己最喜欢的呼吸练习，坚持练习21天，看看这21天自己的情绪有什么变化吧！

第5章 开发想象力，激发创造力，让孩子拥有无限可能

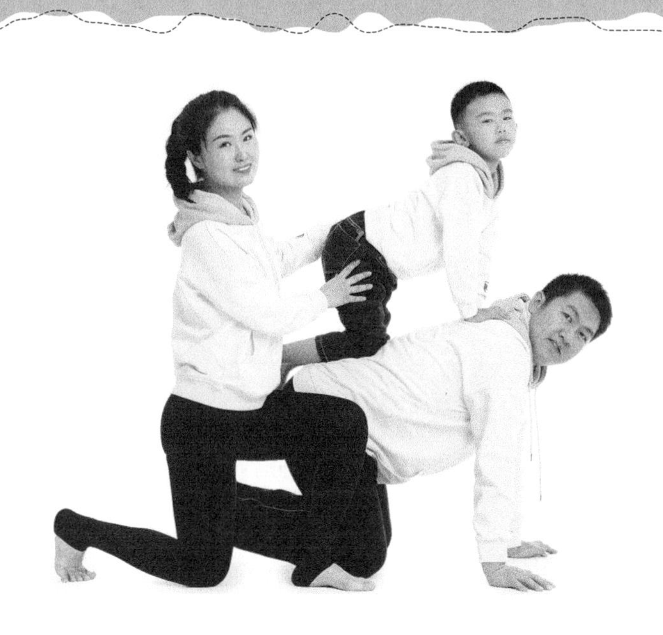

创造力是推动人类发展的重要因素之一，但随着年龄的增长，孩子受到固定的思维模式的影响，其创造力往往会随着认知的提升慢慢消减，“天马行空”的孩子变得“循规蹈矩”。

3~6岁的孩子大脑发育迅速，善于举一反三。家长要在这个时期呵护孩子的想象力，激发孩子的创造力！

5.1 呵护孩子的想象力，激发孩子的创造力

爱因斯坦曾经说过，想象力比知识更重要。知识是有限的，而想象力概括着世界上的一切，推动着进步，并且是知识进化的源泉。

有这样一个故事，一个孩子对妈妈说："妈妈，妈妈，苹果里面藏着小星星！"妈妈就很奇怪："苹果里面怎么会有星星？"孩子拉着妈妈去看，原来他自己切开了一个苹果，但他没有用一般的方法竖着切，而是横着切的，那个苹果核的横截面真的就像一颗星星。

孩子在3岁之后就已经有了一定的逻辑思维能力，让他们能产生一些一知半解的想法，而这些一知半解的想法特别珍贵，最容易使孩子爆发出想象力和创造力。

家长在教育孩子的时候，有时会用固定的思维来回答孩子的疑问，而孩子的思维还没有被固化，所以他们常常迸发出非凡的创造力。但是家长可能会有一些不经意的行为，扼杀了孩子的创造力。那么在家庭中，家长该如何激发孩子的创造力呢?

1. 鼓励孩子勇敢尝试，培养孩子的勇气

孩子想象力丰富但也很脆弱，如果孩子胆小、内向、易顺从，家长要求孩子做个“乖宝宝”，孩子想象力的小火花可能就被掐灭了。所以培养孩子的勇气、自信，让孩子勇敢尝试新事物非常重要。家长要给孩子提供鼓励性、引导性的环境，充分利用生活中的各种机会，让孩子自由发挥他的创意。

2. 陪伴孩子做游戏，在互动中找创造的灵感

家长与孩子在一起时，要放下自己的身份，不要做孩子的导师，而要做他的鼓励者，要多和孩子做游戏、讲童话故事。孩子的小脑袋里装着很多稀奇古怪的点子，家长不需要指正，只需要给他支持、陪伴和认可。家长的信任和支持是激发孩子创造力最好的营养。

3. 陪伴孩子观察自然环境，提高孩子的洞察力

多数孩子的观察能力是很强的。孩子总是带着一双好奇的眼睛去看周围的

事物，会发现一些成人很难注意到的细节。很多孩子都会看蚂蚁搬家，在观察的过程中，他们的脑海中充满着丰富的想象，这样的过程是非常珍贵的。随着洞察力提高，孩子在成长过程中，更能够敏锐地觉察到事物的本质，从而提高其理解力和决策力。

4. 营造轻松愉悦的氛围

只有在放松、安全的环境下，孩子的大脑才会更积极地工作。现在的孩子承受着很大的压力，而3~6岁的孩子需要轻松愉悦的氛围，以更好地激发大脑的潜力。

亲子瑜伽的练习可以提升孩子的勇气、洞察力和创造力，同时呼吸的练习可以让家长和孩子都能够放松，让大脑更有活力。

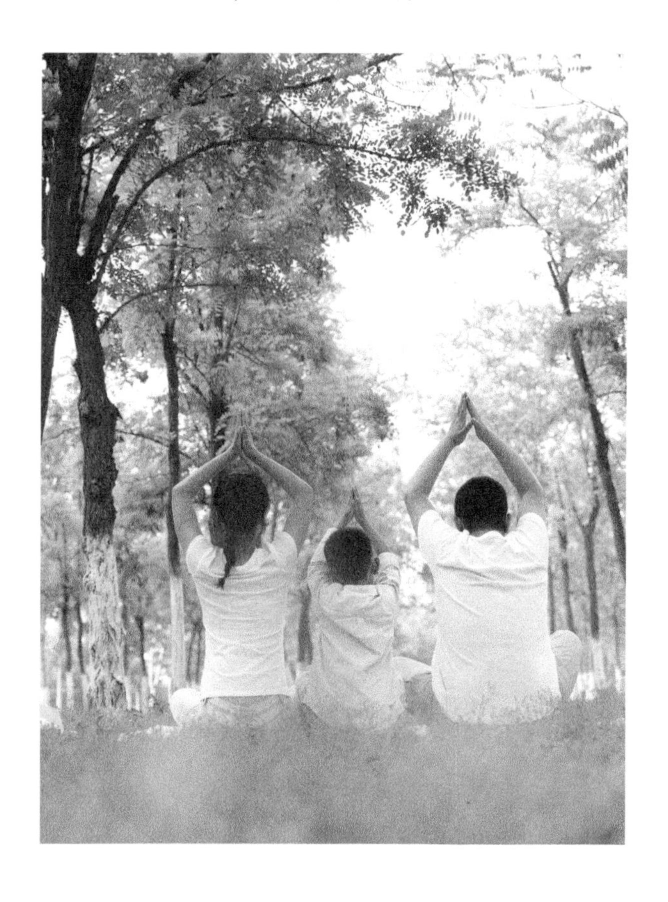

5.2 “小勇士”瑜伽练习：勇敢尝试是培养创造力的第一步

从小就自信的孩子，在成长道路上，无论做任何事都会勇往直前、充分表现自己、无所畏惧。瑜伽中的“战士”系列动作和它的名字一样，呈现出力量与勇气，当你在其中感受到稳定的能量时，自信也就油然而生。战士系列动作包含“战士一式”“战士二式”“反战士式”3个瑜伽动作，有助于锻炼腿部肌肉，展开胸腔，带给人积极的情绪能量。

当你练习这个系列动作时，你可以将自己想象成英勇的战士，驰骋战场、英姿飒爽，最终获得伟大的胜利。

体式一：超能英雄（瑜伽名称：战士一式）

步骤说明

- 站立，双脚并拢，将右脚向后撤一大步，左脚在前右脚在后。
- 弯曲左膝，右脚转约45°，尽量保持右腿伸直。
- 双臂伸直高举过头顶，保持3~5组呼吸。上身向后弯曲，眼睛看向上方，如图5-1所示。
- 完成后双手叉腰，右脚向前迈一大步，与左脚并拢。

温馨提示

孩子的肌肉力量比较弱，很难将腿弯曲到90°，或者弯曲到位后难以保持。因此，孩子在练习时可以从动态练习开始，吸气时双腿伸直，呼气时屈膝，每一组呼吸都是一组动作，这样孩子会轻松一些。

亲子互动游戏

家长可以和孩子一起做“滑滑梯”的游戏，这个动作主要由家长来完成，孩子配合。

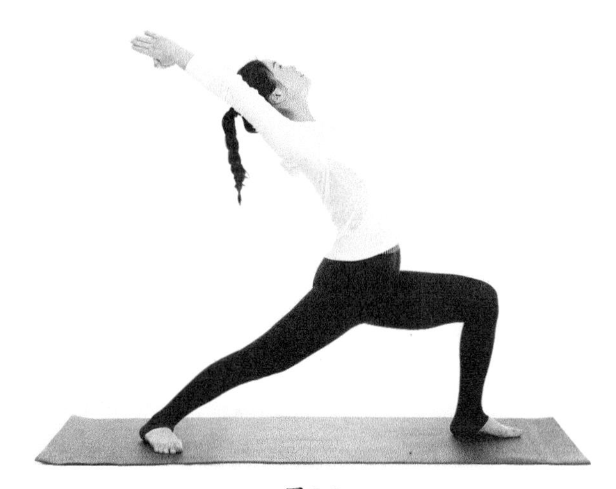

图 5-1

第一步：家长做战士一式。

第二步：孩子坐在家长屈膝的腿上，家长双手扶住孩子，保证孩子的安全。

第三步：家长将屈膝的腿慢慢蹬直，孩子像滑滑梯一样慢慢滑下，如图5-2所示。

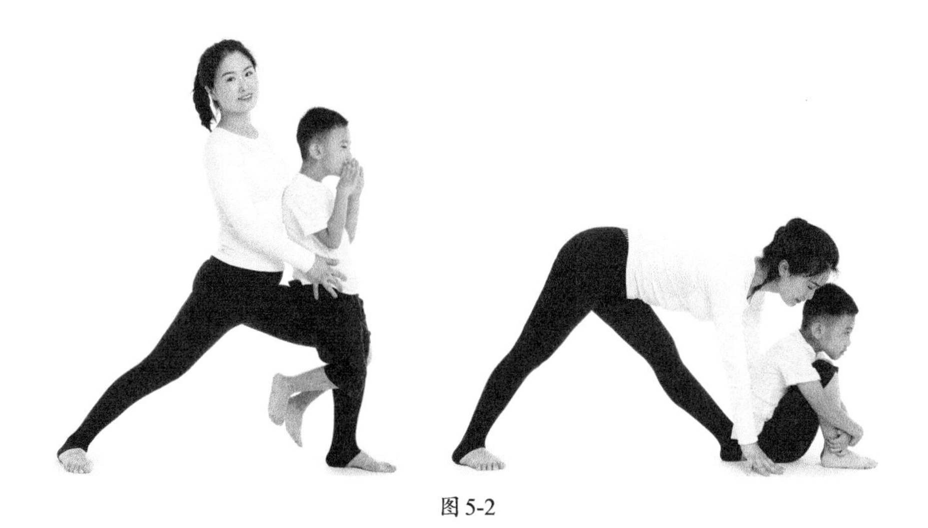

图 5-2

需要注意的是，如果孩子的体重过高，家长在完成动作时，要保护好膝盖，以免膝盖过分受力。

体式二：战士迎风破浪（瑜伽名称：战士二式）

步骤说明

- 站在瑜伽垫中间，双脚间距一米，双手侧平举，身体呈“大”字。
- 左脚逆时针旋转90°。弯曲左膝，让左侧大腿与地面平行，眼睛看向左手指尖的方向，感觉像是在海上冲浪一样，保持3次呼吸，如图5-3所示。
- 左膝伸直，还原成“大”字，再换脚重复动作。

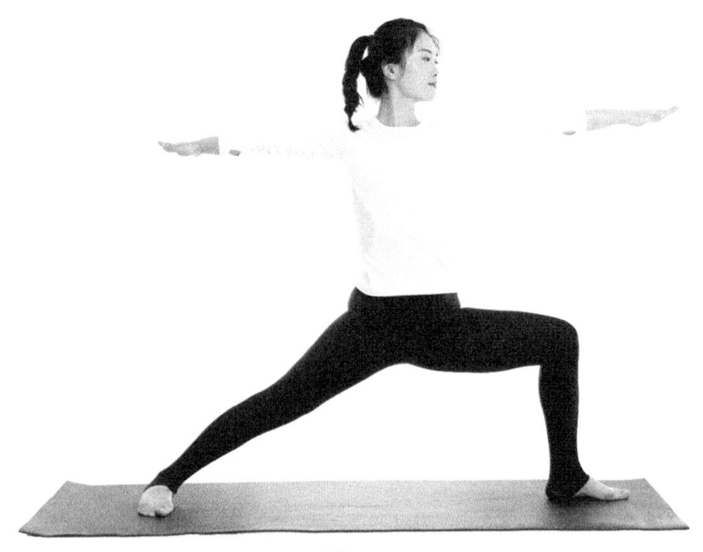

图5-3

温馨提示

做这个动作的时候，重心要在身体的正中央，后侧的腿要非常有力地向下踩。

亲子互动游戏

家长和孩子做“双人战士乘风破浪”，孩子的手臂搭在妈妈的手臂上，像是两个冲锋的战士，如图5-4所示。

这个练习可以让亲子更有默契，还可以让孩子感受到家长给予的安全感。

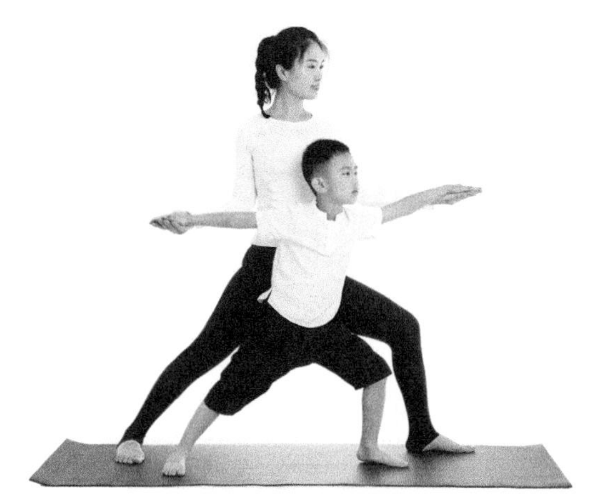

图5-4

体式三：飞翔的战士（瑜伽名称：反战士式）

步骤说明

- 站在瑜伽垫中间，双脚间距一米，双手侧平举，身体呈“大”字。
- 左脚逆时针旋转90°。弯曲左膝，让左侧大腿与地面平行。
- 将右手放在右侧小腿处，身体向右侧弯曲，同时左臂向上抬举至靠近左侧脸颊处，眼睛看向上方，保持3次呼吸，如图5-5所示。左膝蹬直，还原成“大”字，再换脚重复动作。

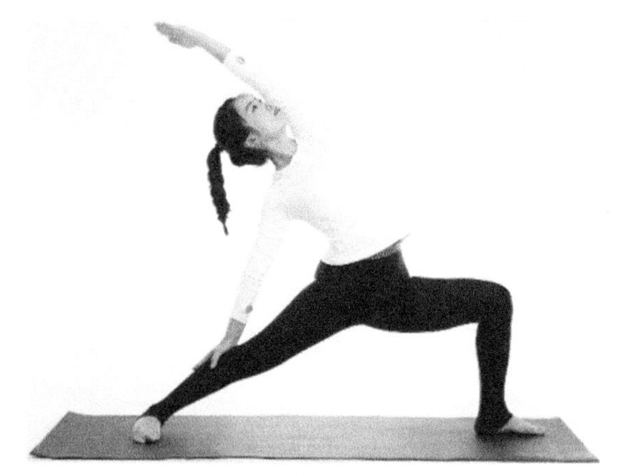

图5-5

温馨提示

反战士式是战士系列动作中难度最高的动作。孩子练习时，可以先不做侧弯，只是保持身体直立。家长可以在孩子身后，让孩子的身体后侧紧贴家长的身体前侧，家长用左手拉住孩子的左手，帮助左手向上伸展。家长用右手拉住孩子右手，帮助右手固定在大腿处，如图5-6所示。

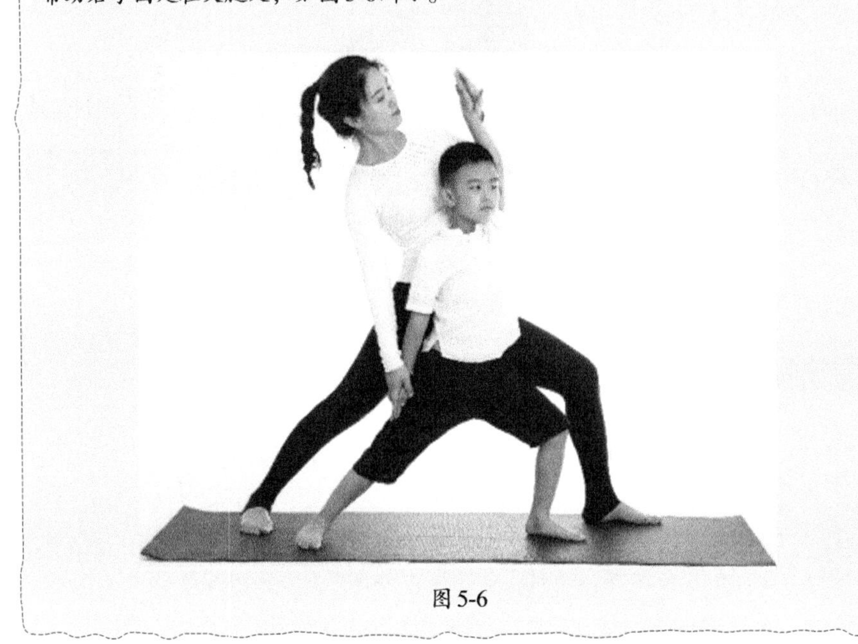

图 5-6

战士系列动作的练习，在身体层面上可以培养孩子的力量感，在心理层面上可以培养孩子的勇气和信心，让孩子愿意直面挑战、勇敢尝试，而这样的勇气和信心有利于发展孩子的创造力。

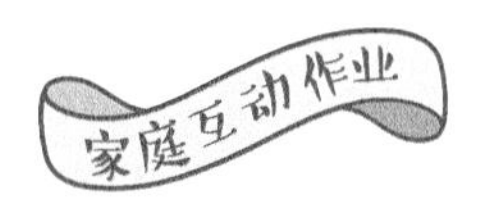

家长和孩子一起做战士一式、战士二式和反战士式，完成亲子互动游戏，同时孩子可以说说心中的战士和英雄都有谁，他们都有怎样的特质。

5.3 呼吸瑜伽：3个呼吸小游戏

呼吸法一：清凉调息法

清凉调息法可以帮助身体放松，改善肺活量。

步骤说明

- 选择任意坐姿坐好，放松面部，伸出舌头，卷成管状，假装在拿吸管喝自己喜欢的饮料。吸气时，让气息通过口腔吸入，感受舌头和上颚的凉爽；呼气时，收回舌头，闭合双唇，用鼻子呼气。练习次数可以从8组，慢慢增加到15组。

功效益处

- 这种呼吸法可以使肌肉得到放松，还可以平缓情绪。

温馨提示

患有低血压或者呼吸系统疾病的人不要做此练习。如果舌头不能卷成管状，可以让舌头放松，两侧微微抬起即可。如果患感冒、咳嗽，要避免在天气寒冷时练习。

呼吸法二：羽毛呼吸法

因为孩子的呼吸系统还在发育，所以孩子有时稍微做一点儿运动就会气喘吁吁。羽毛呼吸法可以帮助孩子改善呼吸，改善肺活量。

步骤说明

- “羽毛呼吸法”是一个家长和孩子做的游戏，可以2人完成，也可以多人分组完成。家长准备一些较轻盈的羽毛，可以是彩色的装饰羽毛，更能引起孩子的兴趣。家长和孩子面对面站好，让孩子将羽毛吹给家长，家长再吹回，整个过程不能用手，只能用嘴巴吹。

功效益处

✿羽毛呼吸法可以帮助孩子改善肺活量，增强呼吸的强度和力度，提高大脑含氧量。

温馨提示

做这个游戏时，如果孩子年龄较小，家长注意确保选择的羽毛不掉毛，避免孩子将落下的毛吸入呼吸道。一次不要吹多根羽毛，每次使用一根羽毛练习即可。

亲子互动游戏

为了开发孩子的想象力，家长和孩子可以一同做“猜猜是谁的羽毛”的游戏。我们知道不同的鸟类的羽毛各不相同，家长可以引导孩子想象不同鸟类羽毛的颜色，例如火烈鸟的羽毛是粉红色的，乌鸦的羽毛是黑色的，鸽子的羽毛是白色的，鹰的羽毛是棕色的等。

将不同颜色的羽毛放在地上，组成一个“羽毛彩虹”，让孩子抽取任意颜色的羽毛，思考这是谁的羽毛，并利用想象力创编与这个鸟类相关的瑜伽动作。对于孩子的瑜伽动作，不需要严格要求动作的标准度，可以让孩子发挥想象力自由创编，如图5-7所示。

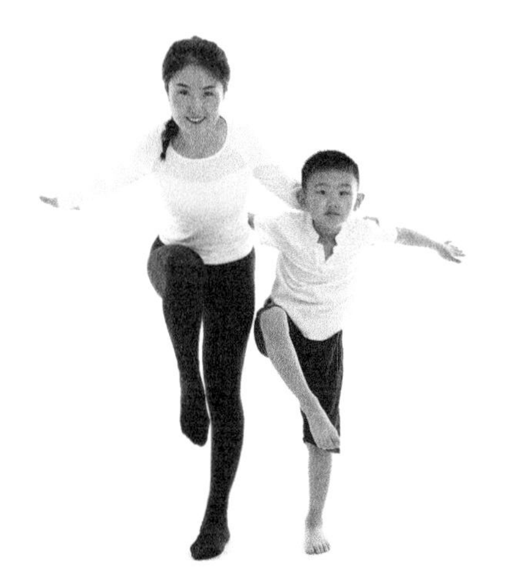
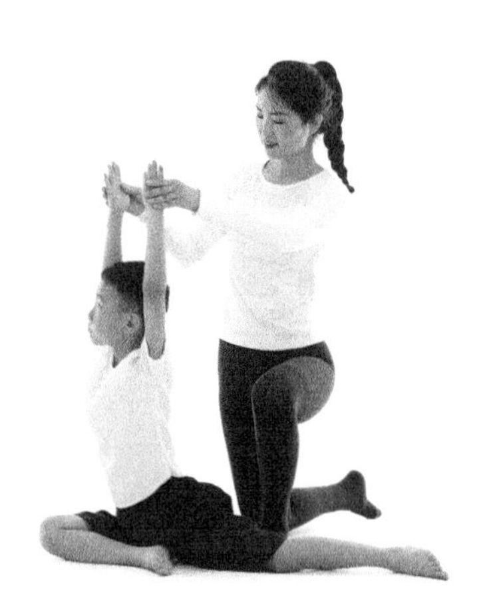

图 5-7

家长和孩子做游戏的时候，不要去纠正孩子，要不带任何评判、全身心地投入游戏。你会发现孩子有着丰富的想象力，你的肯定和参与也能激发孩子的创造力。

呼吸法三：爱的呼吸

在瑜伽中，每一次呼吸都是带着“能量”的，会给我们带来稳定、平静的感觉。我们希望在呼吸的练习中，让孩子感受到爱、和平、稳定。当人的情绪稳定，充分感受到喜悦时，大脑也会更加活跃，奇思妙想也会在其中萌生。爱的呼吸练习，需要家长和孩子在平静的呼吸练习中，感受到爱的接收与给予，让亲子间充满爱。

步骤说明

- 家长和孩子以简易坐姿坐下，脚掌相对，膝盖打开，孩子坐在家长的双腿之间，双手放在膝盖上方，做呼吸前的准备。
- 吸气时，孩子抬起右手至与肩部同高，家长右手扶住孩子右手。
- 呼气时，闭上眼睛，保持姿势不变。
- 再次吸气，右手不变，孩子抬起左手至与肩部同高，家长左手扶住孩子的左手。
- 呼气，保持姿势不变，停留3次呼吸。结束时家长握住孩子的双手，放在孩子胸前，停留3次呼吸，如图5-8所示。

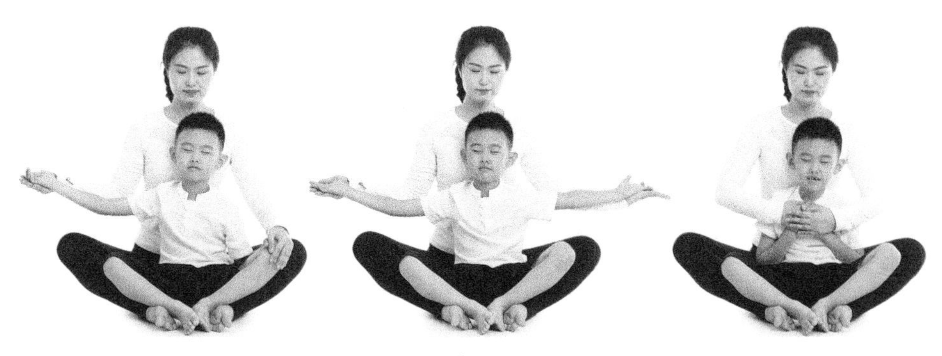

图5-8

功效益处

✿让家长和孩子感受爱的付出与给予，让呼吸平静。

温馨提示

年龄较小的孩子在刚开始时比较难以完成练习，家长可以盘坐，让孩子坐在家长的双腿间，像坐“小沙发”一样，带着孩子做动作，让孩子感受到自己的温暖，一同感受爱的连接。

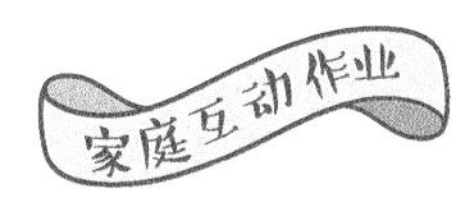

家长和孩子一起做羽毛呼吸法的游戏，让孩子说说看都知道多少种鸟类，它们的羽毛是什么颜色的。

5.4 创意瑜伽：一起来扮“交通工具”，在模仿中开启孩子无限的想象力

想象力是一种天生的能力，如果不培养、不开发，这种能力会衰退。对于孩子而言，所有的学习都是从模仿开始，让孩子模仿，就是在让他在学习中自我探索。

在历史的发展过程中，发明者经过不懈的努力和奋斗，一次又一次地发明、改良了交通工具，缩短了我们的出行时间，减轻了旅途的疲惫，方便了我们的生活。尤其是我们生活在陆地上，如果没有交通工具就只能选择徒步。瑜伽也可以有无限的创意，家长和孩子配合做“交通工具”瑜伽，一起想想陆地上的交通工具都有哪些吧。

体式一：马车式（瑜伽名称：弓式）

步骤说明

- 家长俯卧在地上，膝盖弯曲，让小腿与地面垂直。
- 孩子坐在家长的脚上，孩子的双脚放在家长的大腿上。
- 孩子的双手拉住家长的双手，家长抬起上半身，保持3~5次呼吸，再轻柔还原，如图5-9所示。

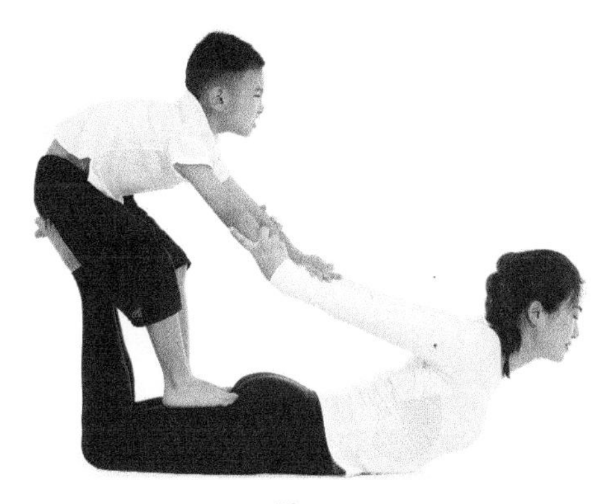

图5-9

体式功效

培养家长和孩子的默契。家长的动作可以活动肩膀、改善体态，孩子的动作可以锻炼其平衡能力。

温馨提示

亲子配合的过程中，家长不能完全依靠孩子的力量，要主动将上半身向上抬，让孩子只需轻柔用力。

体式二：皮划艇（瑜伽名称：蝗虫式）

步骤说明

- 家长仰卧在地上，屈膝，大小腿成约90°角，手臂伸直，尽量与地面垂直。

♦ 孩子趴在家长的小腿上，双手放在家长的双手上，好像在皮划艇上冲浪。家长可以前后左右摆动，以锻炼孩子的平衡能力，如图5-10所示。

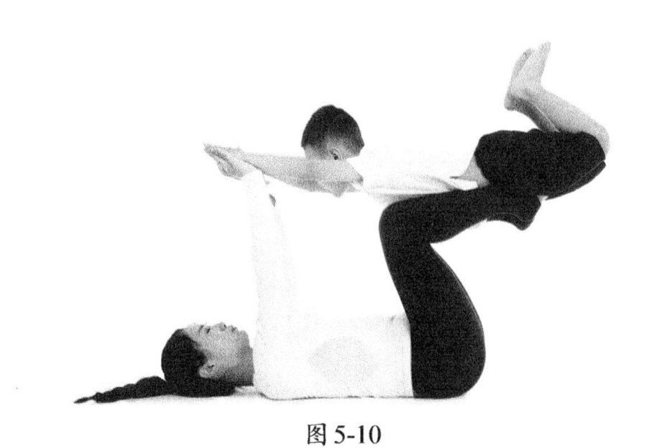

图5-10

体式功效

✿ 锻炼家长和孩子四肢与核心的力量，锻炼孩子的平衡能力。

体式三：小汽车式（瑜伽名称：左立直角式）

步骤说明

♦ 坐在地上，双腿伸直，双手向前平举，像握住“方向盘”一样，背部尽可能挺直，手臂要有力量，如图5-11所示。

♦ 用臀部左侧和右侧交替抬起，向前或向后移动，家长和孩子比赛，看谁移动得最快。

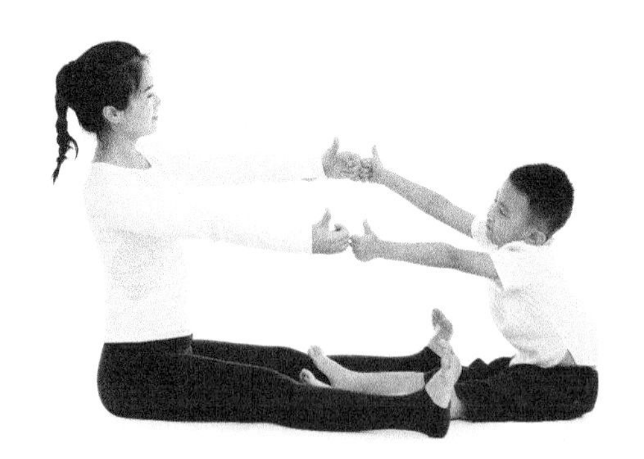

图5-11

体式功效

✿锻炼手脚协调能力，锻炼臀部和大腿的肌肉力量。

温馨提示

做这个练习时，家长可以和孩子比赛，向前行走或向后“倒车”，会更有趣味；如果孩子年龄较小，无法独立完成，可以和家长合作完成，如图5-12所示。

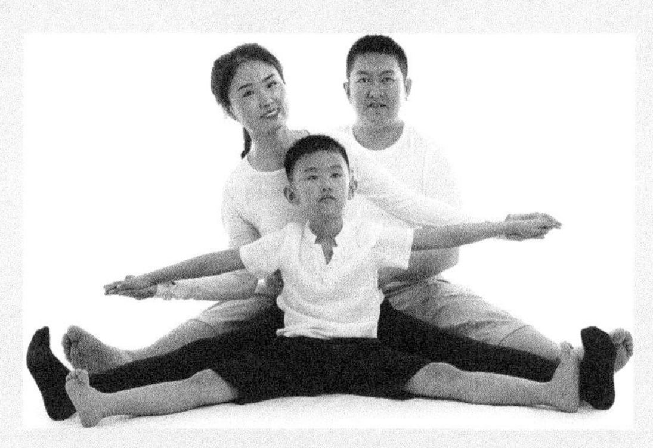

图5-12

体式四：托马斯小火车（瑜伽名称：猫式）

步骤说明

- 孩子跪在地上，双手也放在地上，手臂和大腿都与地面垂直，像一个“火车头”。
- 家长在孩子的身后，做同样的动作，作为火车“车厢”，并用双手抓住孩子的脚踝，和“火车头”做连接。
- 家长和孩子保持默契，同时迈出同侧的手脚，向前爬行，保持“火车”的连接状态，如图5-13所示。

体式功效

✿锻炼手脚协调能力和四肢的平衡能力，配合的过程可以锻炼团队协作能力。

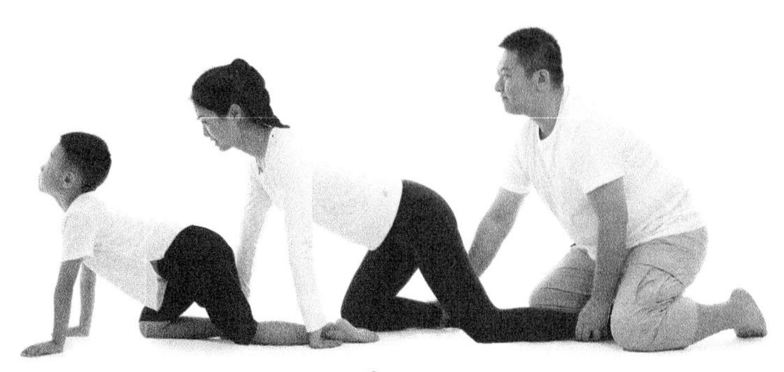

图 5-13

温馨提示

尽量在柔软的垫子上进行练习，以保护好膝盖；如果孩子完成得很棒，可以全家总动员，家庭所有成员一起接成长长的火车。

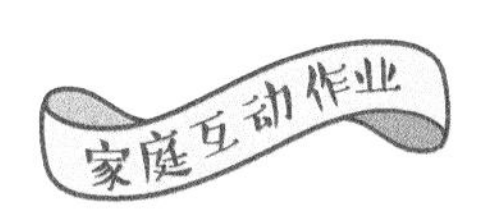

家长和孩子一起合作做“交通工具”的瑜伽动作。孩子说出其他交通工具，并用身体姿态表现这些交通工具。

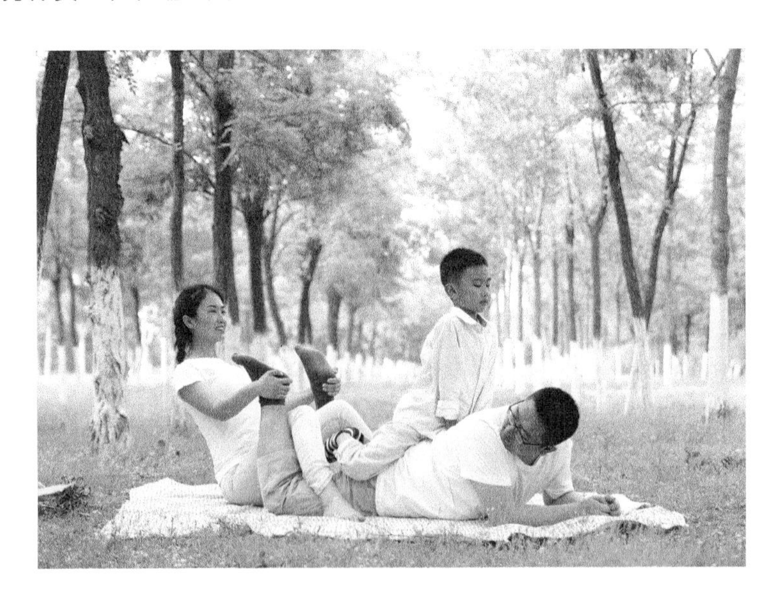

5.5 “瑜伽侦探”游戏：让孩子成为一个有洞察力的人

我们会发现，通常创造力强的人都有着很强的洞察力，能敏锐地发现生活的细节。洞察力不仅体现在对一件事的准确预测上，还体现在发现新鲜事物的能力上。通过一条微不足道的线索，发现背后巨大的秘密，这就是洞察力的力量。所以，锻炼孩子的洞察力是非常有必要的。

“瑜伽侦探”就是一个锻炼孩子洞察力的游戏。

“瑜伽侦探”的具体做法如下。

1. 家长和孩子面对面坐好，一个人做侦探，其他人作为被观察者，被观察者可以做一个瑜伽动作，例如做瑜伽动作“树式”。游戏开始后，被观察者保持姿势不动，侦探用30秒去观察所有细节。

2. 30秒后，侦探闭眼，被观察者任意变换一个小细节，例如改变手的姿态，换一只脚站立，或者变化细微的表情。完成后，侦探睁眼，开始观察，找出被观察者和之前的不同。完成后交换角色。

游戏功效

帮助孩子和家长一起复习瑜伽动作，提高孩子的洞察力。

家长和孩子一起做这个游戏的时候，要从简单的动作开始，让孩子先比较容易地发现不同，再慢慢增加难度。另外，要记得互换角色，让孩子变化动作，锻炼孩子的思维能力。

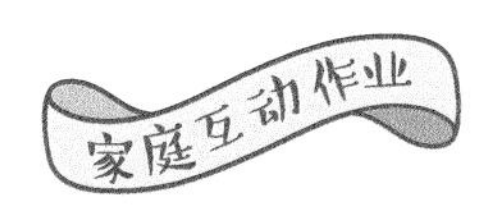

家长给孩子讲关于侦探的故事，并和孩子一起做“瑜伽侦探”的游戏，看看谁是“大侦探”。

5.6 【瑜伽练习小秘诀】我是瑜伽发明家，让孩子自己编故事发明瑜伽动作

在我们的印象中，孩子无论学什么东西，好像都会依照一个“标准”。但是孩子在做瑜伽时，我们更希望孩子能够发挥自己的创造力。瑜伽中有很多动作都是在模仿动植物，如树式、小猫式、小狗式等。而模仿这些动植物的过程，本身就是在创造。我们希望孩子在练习瑜伽时，能够发挥自己的创造力，展现不同的姿态，同时也可以对原有动作加以创编。

例如，在做树式时，我们会发现孩子总有自己的奇思妙想，比如说自己是一棵松树、杨树、柳树、苹果树等。因为这些树的姿态不同，孩子会表现出不同的样子，这就是在发挥创造力。另外，家长还可以自己编一些故事，让孩子根据故事创编瑜伽动作，这样亲子之间的互动会非常有乐趣。

几乎所有的小朋友都听过《小蝌蚪找妈妈》这个故事，这个故事中就有很多小动物，家长可以跟孩子一起，边讲故事边思考如何用瑜伽的方式去展现这些动物。

体式一：蝌蚪式（瑜伽名称：幻椅式）

家长和孩子一起变成“小蝌蚪”，站立在地面上，微微弯曲膝盖，上身前倾，背部挺直，一只手臂放在身后，变成小蝌蚪的尾巴，如图5-14所示。小蝌蚪摇着尾巴向前游，准备去找妈妈。要保持背部挺直，眼睛向前看，双手灵活地摆动，可以锻炼孩子的关节灵活度。

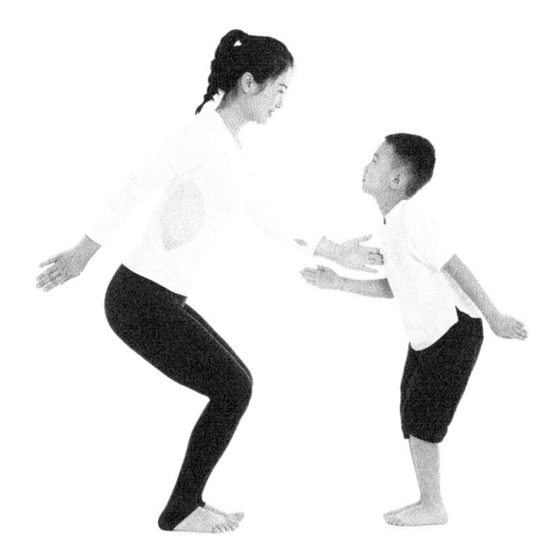

图 5-14

体式二：鲤鱼式（瑜伽名称：鱼式）

小蝌蚪遇见的第一个长得像妈妈的小动物是小鲤鱼，接下来要做鲤鱼式，也就是瑜伽中的“鱼式”。家长坐在地面上，伸直右腿向前。孩子躺在家长的右腿上，双腿并拢，双臂向上高举过头顶。家长可以一只手抓住孩子的双手，轻轻按压在地面上，另一只手放在孩子大腿处，帮助孩子身体充分伸展，保持3~5次呼吸。如图5-15所示。

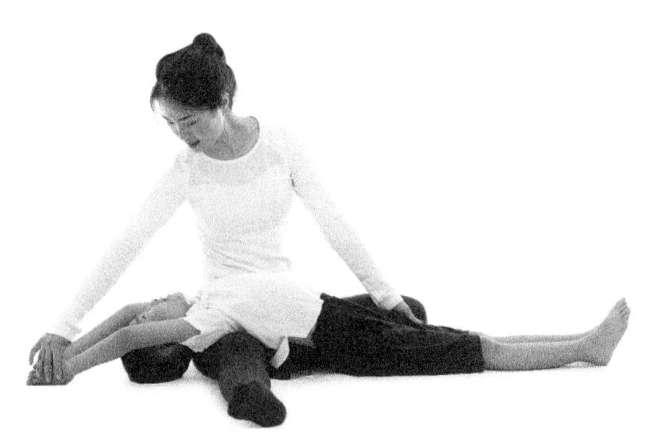

图 5-15

体式三：乌龟式（瑜伽名称：龟式）

小蝌蚪遇见的第二个长得像妈妈的小动物是小乌龟，接下来要做乌龟式，也就是瑜伽中的“龟式”。坐立在地面上，膝盖弯曲，双手从双脚的内侧环绕脚踝，身体埋在两腿之间，背部弓起来，像乌龟重重的壳，如图5-16所示。接着尝试用臀部和双脚向前走，模仿乌龟爬行。

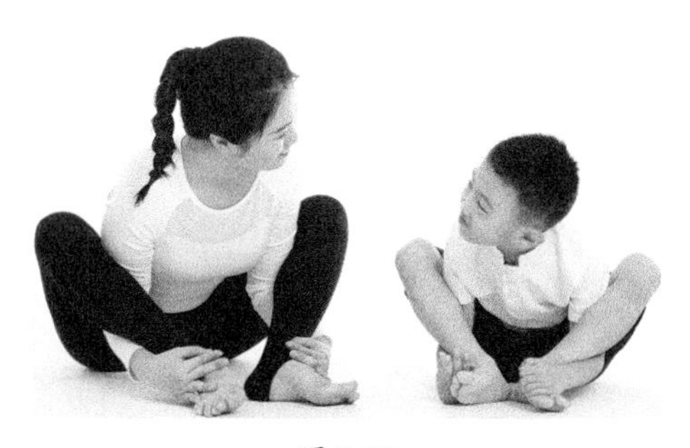

图 5-16

体式四：青蛙式

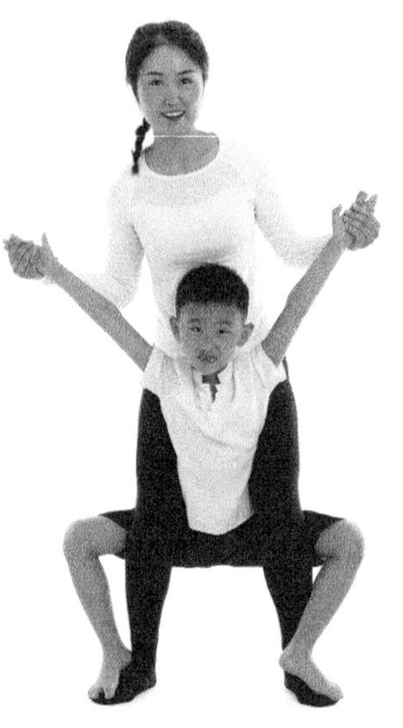
图 5-17

小蝌蚪终于遇到了自己的妈妈小青蛙，此时需要模仿的小动物就是小青蛙。在亲子互动中，可以由“青蛙妈妈”带着“青蛙宝宝”。家长站立，双腿打开，孩子站在家长前方，双腿向后伸，穿过家长双腿后勾住家长的双腿，双脚踩在家长双脚上，同时双臂举高，家长拉住孩子的手臂以保持平衡，如图5-17所示。

家长可以一边做以上瑜伽动作，一边给孩子讲故事，这样会非常有趣，还可以让孩子想想如何用瑜伽动作呈现小动物的状态。家长还可以根据故事的走向，和孩子一起创编故事，丰富故事的内容，加入更多的瑜伽动作，相信孩子会爱上瑜伽练习。

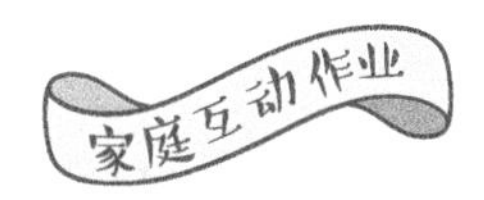

家长和孩子一起边讲《小蝌蚪找妈妈》的故事，一边做瑜伽，同时想一想，还有哪些故事也可以变成瑜伽动作呢?

第6章 学会安静，让孩子享受静谧时光

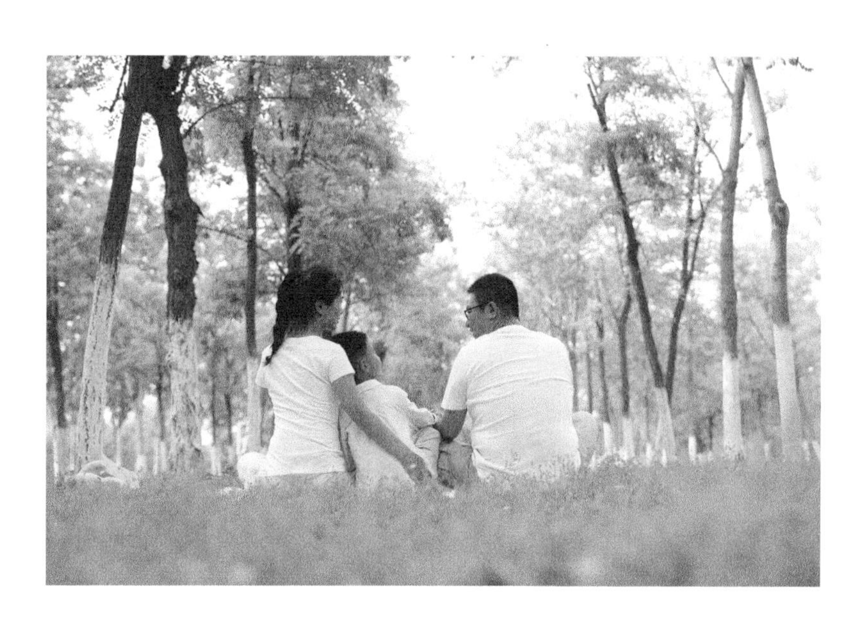

很多家长都会用“小神兽”来称呼孩子，因为这些孩子无论在家里还是在外面，一刻都不消停，没有安静的时候。家长们都很想知道，如何让孩子安静下来？如何让孩子体会“静”的乐趣？瑜伽中的静心练习不仅能让孩子安静下来，还能调动孩子的感官系统，更能使家长和孩子享受安静的时光，拥有好心情。

6.1 静能生慧，和孩子一起安静下来，感受智慧的魔力

“静能生慧”指的是安静下来有助于智慧的增长。用科学的方法解释就是当人的大脑和身体都平静，不被外界打扰时，人会表现得专注、高效且富有创造力。

你是否有过这样的体验：在高强度的工作或学习后，大脑有一种“生锈”“转不动”的感觉，但是闭目养神一会儿就会恢复，想不通的事情仿佛也会有一些思路。其实这就是大脑在平静放松的状态下得以迅速恢复，同时产生多巴胺、血清素等物质，有助于提高信息处理能力。所以在高速运转的生活节奏下，家长不能让自己和孩子始终处在高度紧张的状态下，要学会安静和放松，这样不仅有利于情绪的稳定，还有利于保持高效和专注。

很多家长会反馈“我家孩子没有一刻是安静的”“他就是静不下来，我都怀疑他有多动症”，其实孩子是喜欢安静的。我们会发现当孩子在画画、观察蚂蚁搬家、听故事、搭积木时，一动不动，不会被干扰。妈妈们怀孕的时候可能都有过这样的体验：当处在噪声较大的环境中时，胎动就非常明显，仿佛是孩子在反抗；当转移到安静环境中后，孩子就安静下来了。所以孩子是喜欢安静的，尤其是在做感兴趣的事情时，更是会沉浸其中。

不过也有些家长会反映，孩子只有在看动画片的时候是安静的，其他时间即便是做感兴趣的事也不能安静下来。这可能就和孩子的生活习惯有关了。长时间看电视的孩子因为习惯了电视中高频闪动的画面，导致其只能对这一类的内容集中注意力，而对于日常生活中的其他内容就难以集中注意力，所以家长要控制孩子看电视的时间。那么，家长如何才能使孩子愿意享受安静时光呢?

1. 环境上，营造安静平和的氛围

能够让人安静下来的环境，一定是整洁的、有序的，所以孩子学习和生活的环境应尽量避免有噪声和杂乱。一些孩子的房间里会放很多毛绒玩具、小汽车等，墙壁上也贴满了各种卡通画，虽然看起来充满童趣，但是很容易分散孩子的注意力。在这种环境下，孩子很难安静，因此，家长要尽量给孩子创造简

单、整洁的环境，尤其是孩子自己在看书和玩耍时，要为其创造安静的氛围，避免打扰，让孩子享受独处的时光。

2. 心理上，接纳和安抚孩子的内心

“无条件接纳”是家长给孩子最珍贵的爱，可以建立孩子的安全感和自信心。其实家长的每一种不满情绪孩子都看得到，过分严苛的标准，可能会同时造成家长和孩子的痛苦。

家长对孩子有要求和期待都是为了孩子的未来，但家长要知道孩子是在成长的，其在快速发育阶段时时刻刻都在变化，过分的要求可能会导致孩子叛逆。只有家长的接纳才能使彼此建立起信任，而信任才是双方沟通的桥梁。家长要真心接纳孩子，避免指责，用心陪伴，正向引导，孩子才会茁壮成长。

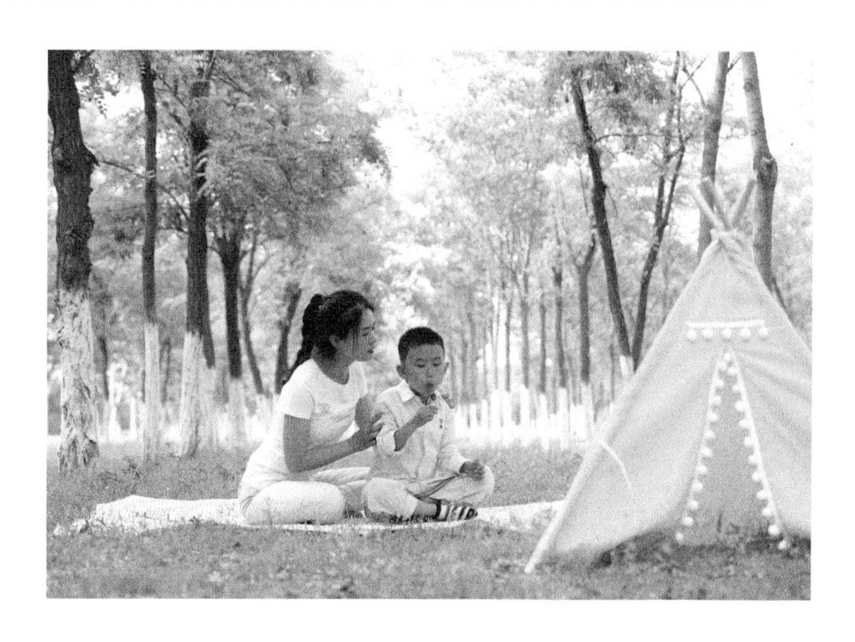

6.2 声音静心：“宁静铃铛”，让感官更灵敏，让孩子懂得倾听

你有没有过这样的体验：欣赏一段音乐时，突然出现新的乐器声，你会觉

得听得非常清晰。其实孩子也是一样。我和孩子走在外面的时候，他经常会突然对我说：“妈妈，你听！是蛐蛐的叫声。”孩子的听觉是非常灵敏的。听觉对于孩子非常重要，敏锐的听力能够让孩子在未来的学习中表现得更加专注。在瑜伽中，经常有声音冥想练习。孩子在练习时，可以使用一些有特殊声音的道具，让孩子专注于声音，逐渐达到安静、专注的状态。

道具准备：一对小碰铃，注意尽量选择纯铜材质的，声音会更加悦耳、绵长，有余音绕梁的感觉。

规则说明

1. 家长和孩子面对面坐立，做3~5次深长的呼吸，让身心平静下来。

2. 家长先用碰铃互相撞击一次发出声音，孩子把手放在肩膀上，听碰铃的声音，直到余音完全消失；交换角色，重复3~4组，如图6-1所示。

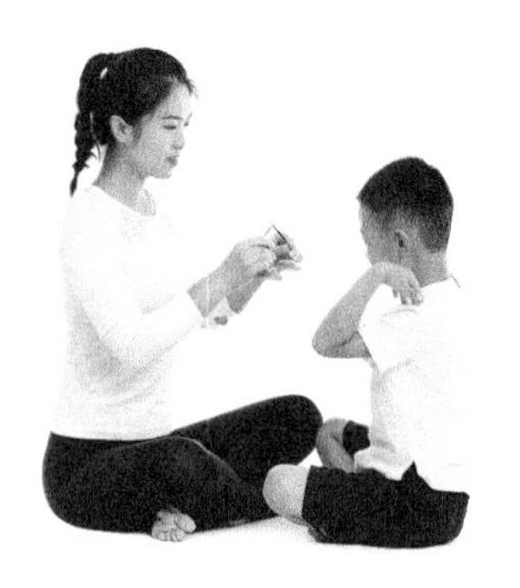
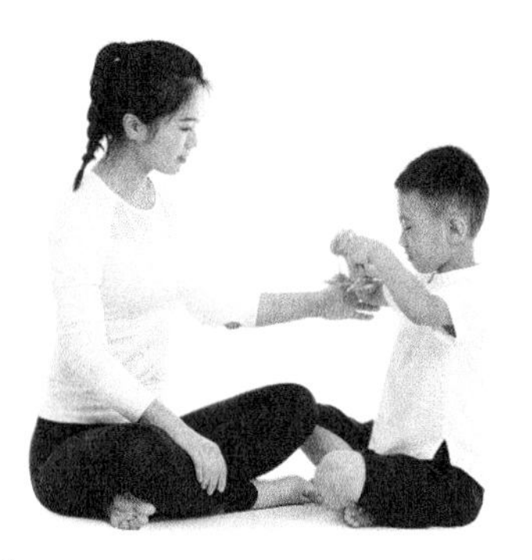

图6-1

游戏功效

✿通过这个游戏，我们会发现孩子听碰铃发出的声音的时间会一次比一次长，开始可能只是3秒，后面会逐渐增加到5秒、10秒，说明孩子的专注力有所提高。

温馨提示

这个练习适合5岁以上的孩子，年龄较小的孩子会对碰铃非常好奇，没办法把专注力放在碰铃的声音上。不过孩子的新鲜感只是暂时的，后面会越来越安静和专注。

游戏延伸：安静的小铃铛。

道具准备：一对小碰铃。

规则说明

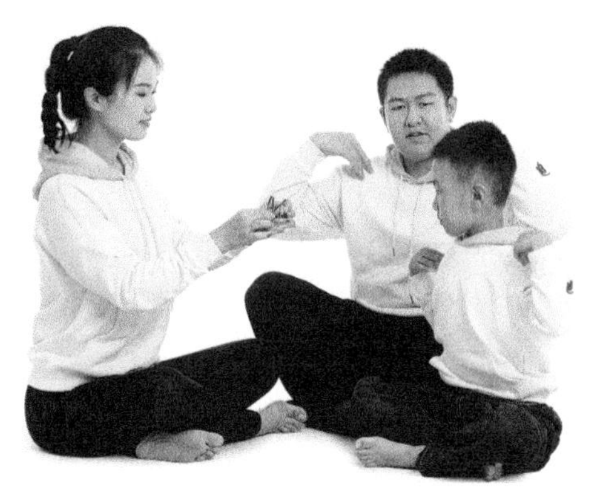

图 6-2

全家人坐在一起围成一个圆，由其中一个人先开始，将碰铃互相撞击发出一次声音，再轻轻地将碰铃传递给下一个人，再次碰撞发出一次声音，依次传递下去，如图6-2所示。整个过程，每个人只能让碰铃发出一次声音，不能出现其他嘈杂的声音。

温馨提示

孩子在做游戏时通常都是兴奋的，就可能使碰铃发出“叮叮当当”嘈杂的声音。所以当我们要求碰铃只能发出一次声音时，孩子就会刻意控制自己的身体状态，表现得小心翼翼，而这个过程就可以让孩子安静下来。当整个游戏过程中，每个人都在专注地敲击碰铃，并在宁静中聆听碰铃发出的悦耳的声音时，所有人的身心都可以得到放松。

另外，我们在传递碰铃的时候，每个人可以说一件让自己今天觉得特别开心的事情，分享自己的快乐，让孩子在游戏中学会专注、安静地聆听别人，懂得自律和尊重他人。

这样安静的游戏可以在一天结束的时候，或者剧烈运动之后进行。年龄较小的孩子因为自我管理能力稍差，可能会有不配合的状态，但多练习几次情况就会好转。安静的气氛是可以传染的，相信孩子会慢慢喜欢上安静。

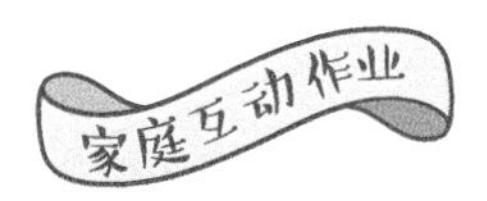

家长和孩子一起做“安静的小铃铛”的游戏，来看看谁听到的碰铃声音时间最长。

6.3 绘画静心：儿童彩绘，疏解心中压力

无论是孩子还是家长，在生活中难免会有一些负面的情绪和体验，为了让身心保持健康，就需要定期找到“出口”宣泄。简单地绘画和涂色，可以为孩子和家长提供这样一个安全的宣泄通道。

喜爱绘画是孩子的天性，小小年纪的孩子就会拿起铅笔，一边信手涂鸦，一边自言自语，乐在其中。在孩子的绘画中，一切事物都具有生命和灵性。孩子的天马行空让他们如同魔法师，在白纸上绘制他们的魔法世界，而每一幅作品都是孩子的心灵成长印记。与成年人的逻辑思维不同，孩子的思维以形象思维为主，加之词汇匮乏，他们难以准确用语言来表达自己的内心世界，因此，孩子会自发地通过绘画来表达自我。可以说，绘画是表达潜意识世界的象征语言。

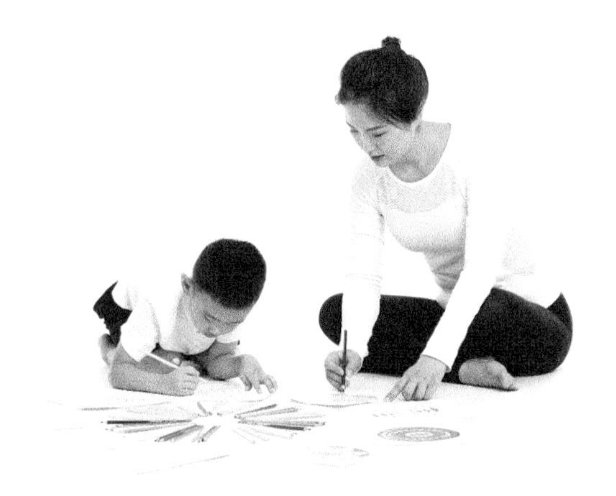

那么家长如何带着孩子一起做彩绘呢?

✿模板准备：家长要准备彩绘的涂色模板，这些模板以对称、重复、明确为特点。孩子可根据自己的喜好选择模板，这种形式的彩绘可以让孩子更专注。

✿工具准备：工具通常包括彩色铅笔、蜡笔、油画棒、水粉刷、颜料等。3~6岁的孩子对画笔的控制还不够好，蜡笔和油画棒是比较好的选择，可以用于大范围的绘制，但是缺点是不易刻画细节处。家长可根据孩子的能力和喜好，

为其选择易于使用的工具。

✿环境要求：儿童彩绘应该在安静、轻松以及充满趣味的环境中进行。对于年龄较小的孩子，家长可以用趣味性的语言引导其完成；还可以播放一些安静的、舒缓的音乐当作背景。

通常彩绘会分成3个阶段。

第一阶段：准备—启动阶段

家长为孩子准备好绘画所需要的工具，如模板、彩色铅笔、蜡笔等；根据对孩子的认识，选择几种孩子可能会喜欢的模板，让孩子自由选择；提前将铅笔削好，尽量避免在绘画过程中打断孩子。

第二阶段：绘画—专注阶段

孩子进行彩绘时，家长应该营造自由、受保护的氛围，周围的环境是明亮的、温暖的、舒适的，播放一首轻音乐，让孩子投入彩绘。如果孩子不需要协助，家长不要干扰孩子，应该给予其适当的个人空间。

第三阶段：完成—想象阶段

完成彩绘后，家长可以和孩子一起欣赏这些作品，尝试让孩子讲述作品的故事并给作品命名等。

另外，缓解压力不是只有绘画这一种形式，还可以通过软陶、沙画、拼图、音乐、舞蹈等艺术形式。例如，当我们在户外玩耍时，可以从草丛中寻找一些掉落的树叶，让孩子选择自己觉得特别的树叶，用胶水粘在圆形的纸上，制作手工。或者让孩子用身边任何东西摆放成想要的图形，让孩子在制作过程中贴近大自然，锻炼孩子的观察力和创造力。

家长都非常关注孩子的心理健康，希望孩子成长为一个身心健全的人，孩子面对生活、学习的压力和困扰时，可以采用彩绘来疗愈。家长和孩子可以共同完成一幅彩绘，这也是一种非常有意义的体验。

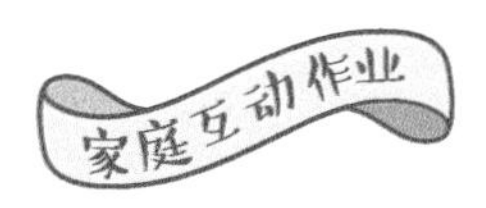

家长和孩子一起完成一幅彩绘，互相讲述一下画中的故事。

6.4 视觉静心："云"是什么样子的？一起躺下观察，感受生活的美好

家长是否发现，有些孩子在阅读文章的时候，会有漏字、多字、改字或者是读串行的现象？或者阅读的时候，会有肢体摇摆的小动作？很多家长会把这样的情况归结为孩子粗心、马虎，实际上这不仅仅是因为孩子粗心、马虎，还和孩子的视觉追踪能力有很大的关系，家长不可掉以轻心。

视觉追踪能力是人在追视、检视视觉线索时，所表现出的维持注意和抗干扰能力。一般要求孩子在头不动的情况下，眼睛注视一个活动的物体，从中看孩子是否可以顺利完成追踪。视觉追踪能力对孩子学习的影响直接体现在阅读方面。如果孩子的视觉追踪能力差，就会出现写作业慢、漏字、漏题、看错字、笔画粗细不匀、字迹大小不一、速度缓慢等问题。

家长该如何在日常生活中，帮助孩子锻炼视觉追踪能力呢？其实可以让孩子多用视觉观察，例如在户外观察蓝天、花鸟鱼虫、树木等，还可以在观察的过程中加入瑜伽的"视觉冥想"。

家长可以找一个阳光明媚的日子，和孩子一起去户外，在自然中奔跑、玩耍，脱掉鞋袜，光脚在草地上踩一踩，让双脚充分感受大地的温度，给予身体能量，然后和孩子一起躺下来，看天上的云，仔细地观察，如图6-3所示。你有多久没有观察过天空了？虽然云是我们每天都会看到的风景，但它每时每刻都在变化。家长和孩子在躺着的时候，可以随着云的变化一起呼吸。家长可以使用以下冥想词来引导孩子。

冥想词——和"云朵"一起呼吸

现在，我们要练习和一朵云一起呼吸。如果可以的话，请仰望天空，选择一朵云，把注意力放在那朵云上，融入那朵云。随着每一次的呼吸，你是否留意到那朵云，在慢慢地改变形状，或是在慢慢地飘远。要想留意到云朵的细微变化，你需要保持专注。当然，你可能会去想别的事情，去关注别的东西，但是你要学会观察。当注意力转移了的时候，要慢慢将它转移到那朵云上。专注地看着那朵云，直到它消失，你会发现这是一种很神奇的体验。

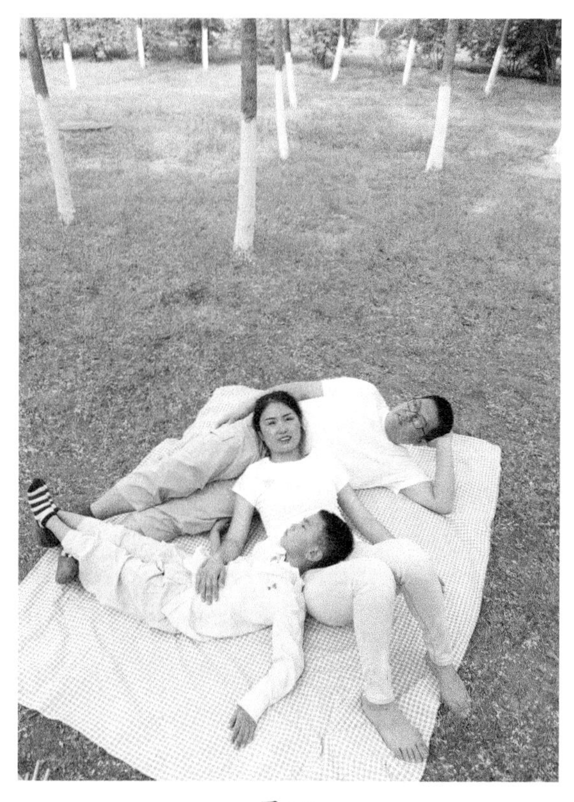

图6-3

当然，就算没有我们的注意，云朵仍然会自己形成或者散去。但是，如果你伴随着自己的呼吸，慢慢地观察云朵消散，你会体会到自己和大自然之间有一种很微妙的连接。你会感受到天地的宽广，感受到你内在的力量。希望你可以时常仰望天空，和云朵一起呼吸，感受到平静和快乐。

“和云朵一起呼吸”的冥想过程会非常安静、放松，可以帮助家长和孩子疏解压力、放松心情。冥想完成之后，家长可以和孩子一起拿起画笔，画出自己观察到的云朵的样子，并和孩子交流感受，这将是一种非常棒的体验。

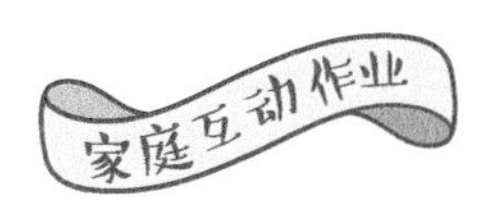

家长和孩子一起到户外做“视觉冥想”，和云朵一起呼吸吧！

6.5 食物静心：一个“橘子”让孩子安静下来、珍惜食物

3~6岁的孩子学会的第一项生活技能可能就是自己吃饭，但是孩子吃饭这件事却成为很多家长的难题。孩子吃饭太慢、挑食或者吃饭太快等，都会让家长很苦恼。年龄较小的孩子身体发育主要靠的是食物中的营养元素，健康的饮食习惯尤为重要。孩子吃饭的各种难题该如何解决呢？很多家长会费尽心思，将食物制作成各种各样的造型，去吸引孩子的注意力，以改善孩子挑食的问题。对于年龄较小的孩子，这是一个很好的解决办法。另外，我们还可以使用“食物冥想”的方式，让孩子能够享受品尝食物的过程。

“食物冥想”就是在品尝食物的过程中，通过对食物的观察和联想，激发孩子视觉、味觉、嗅觉的潜能，同时让孩子和食物产生“连接”，让孩子了解食物的产生过程，理解食物来之不易，懂得珍惜食物，也更愿意主动品尝不同的食物。

家长可以在孩子吃饭前做食物冥想，也可以在上午或下午吃水果的时间带领孩子练习。家长需要准备一些健康的食品，可以是做好的点心或水果，尽量选择香味比较浓郁的水果，如柠檬、橘子、草莓、芒果等，更能够充分刺激嗅觉和味觉。另外，要在安静、整洁、舒适的环境中练习，以帮助孩子保持专注的状态。

具体步骤如下。

第一步，家长准备一个食物，让孩子闭上眼睛，将食物捧在手心，尝试深呼吸，去闻食物的味道。让孩子描述一下闻到的是什么味道，是酸的、甜的还是其他味道，闻到这个味道时会不会分泌口水，是否会联想到一些画面等。

第二步，睁开眼睛观察食物的外观，如颜色、形状等。可以用手触碰食物，感受食物的表面是光滑的还是粗糙的，用手摸上去是怎样的质感，充分地用视觉和触觉去感受食物。

第三步，想象食物的经历。家长可以和孩子分享，这份食物是取于何处，如果是水果，尝试想象它的生长过程。让孩子知道食物产生的整个过程是非常

不易的，要感恩大自然的馈赠，感恩生活的美好、富足。

第四步，用舌尖感知一下味道。品尝食物时，不要把食物整个塞进嘴里，而应先用舌尖感受，把品尝食物的过程放慢，看看与平时品尝时有什么不同。

第五步，将食物放在嘴里细细品尝，通过仔细咀嚼，体会食物在口腔中不同部位产生的味觉感受。家长应引导孩子多咀嚼，不要着急将食物咽下去。整个过程都不要说话，只能专心地品尝食物，享受食物在口中的感受。食物吃完之后，在心中默数“1，2，3……10”，闭上眼睛，再一次回想刚刚吃的食物的滋味。

这个练习可让孩子体会到，在寻常的日常活动中放慢速度，可以更专注于当下做的事。通过对食物的细致观察和品尝，孩子可以了解食物、感恩食物，这种愉悦的感受会深深地刻在孩子的脑海中。这对于家长也是一个专注、放松、减压的过程。

练习食物冥想可以通过闻食物的气味，调动孩子的嗅觉，提高嗅觉的灵敏度。同时，专注的呼吸练习可以有效改善孩子的呼吸系统，给大脑提供更多的养料。

完成食物冥想之后，家长和孩子可以找一张纸和几支彩笔，把刚才想到的、体验到的都画在上面。这样可以让我们细致地体会自己的感受，并通过具体的描绘，帮助我们更深入地认识自我。

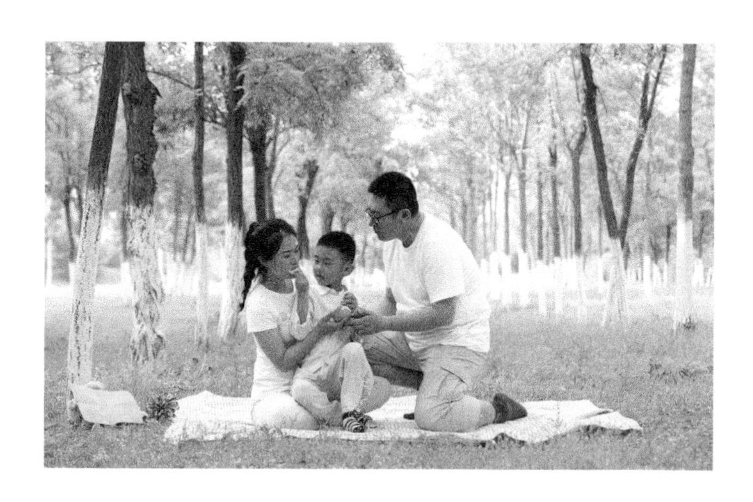

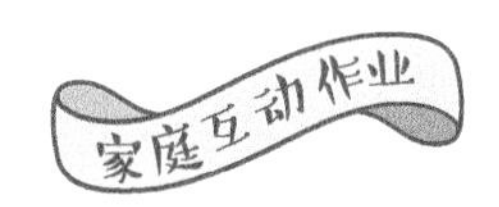

家长和孩子一起做“食物冥想”的练习，和孩子分享练习后的感受。

6.6 倾听静心：5分钟诉说、倾听练习，让亲子更了解彼此

我们知道在“沟通”的过程中，一定有一方倾听、一方诉说。但现在很多人会将关注点更多地放在“说”上，而在“听”上却很少下功夫。尤其是亲子间的沟通，经常能见到家长一边埋怨孩子不听话，一边一味地说教孩子。其实，教会孩子“听话”的最好的方式，就是家长先学会“倾听”。

听的能力不仅会影响孩子的沟通，更会影响孩子未来的学习。良好的倾听能力是孩子获得知识的前提，对孩子的语言、思维能力发展十分有益。

很多中小学老师反馈，现在不少学生听的能力下降，直接表现在课堂上老师提问时，学生听不明白、听不全、易走神。这都会让孩子通过听觉获取的信息量变少，直接影响孩子的知识获取。现实生活中，一些家长认为听的能力是与生俱来的，不需要刻意培养，当孩子听不进去话时，就会训斥、责备孩子，引发孩子的逆反心理，使孩子反而更不愿意去听。

家长需要明白，“倾听”也是需要有意识地培养、学习的。“倾听”是接受、分析、理解、分享的过程。在瑜伽中也有带着孩子练习倾听的内容，叫作“倾听静心冥想”。

第一步，家长和孩子在家里找到一块非常安静的区域，可以坐在沙发上或者卧室的床上，原则就是尽量选择安静、不被打扰，并且让孩子感觉安全的地方。双方选择任意的坐姿，面对面坐着。

第二步，选择一个话题，例如你最开心的事情、你的好朋友、最近的趣事等，家长可以和孩子商量着选择。

第三步，由孩子先说，定时5分钟，想到什么说什么，家长要将所有的专

注力放在孩子说的内容上，不加任何评论，只是面带微笑地倾听。5分钟结束后，给孩子一个拥抱。互换角色，家长诉说，孩子倾听，完成5分钟的诉说倾听练习，最后以拥抱结束。

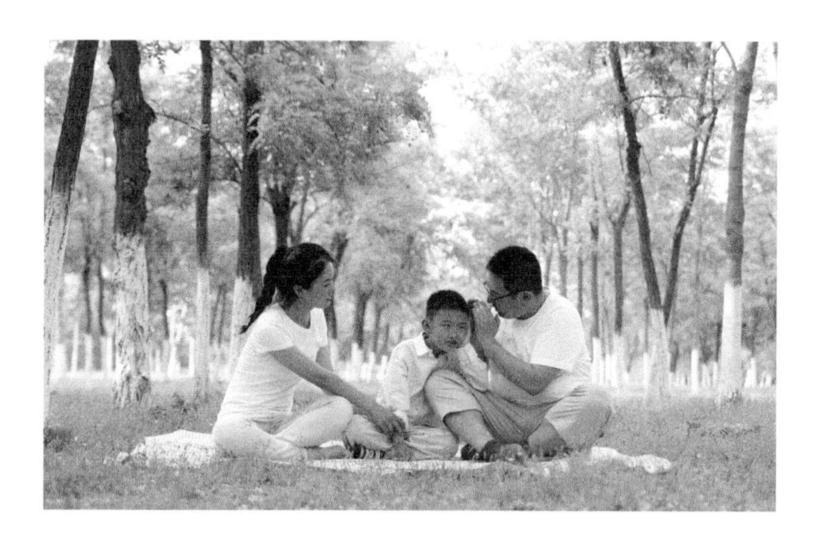

这个练习的难点在于，孩子在诉说时，家长不能有任何评论，要将孩子的话完全听进去。很多家长会感到很困难，面对孩子语言表达有误时，忍不住要纠正。还有一些家长会发现，自己对于孩子兴高采烈谈论的话题并不感兴趣，会觉得5分钟非常漫长，缺乏足够的耐心。所以，如果家长和孩子在做这个练习时发现难度很大，双方都缺乏耐心，那么就需要多多练习，可以从3分钟开始，慢慢增加时长。当有一天家长和孩子都非常享受诉说和倾听的过程时，亲子间的沟通将会迈上新的台阶。

另外，家长不仅要通过“倾听静心冥想”提高孩子倾听的能力，也要在日常生活中做到榜样教育。日常生活中，家长要有认真倾听别人说话的态度，不要随意打断孩子或别人的谈话，与他人说话时要看着对方的眼睛，孩子有打断别人说话的行为时，要及时纠正。

家长也要时刻提醒自己，在教孩子学会倾听时，首先自己得是个好的倾听者。特别是孩子不听话、拒绝沟通时，家长更要有充分的耐心。当孩子体会到倾听的力量后，遇到问题时，会主动想办法沟通解决。

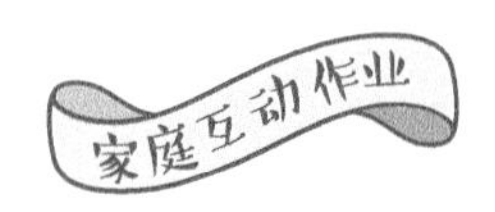

家长和孩子一起找一个感兴趣的话题，做5分钟的“倾听静心冥想”，结束后记录下感受。

6.7 【瑜伽练习小秘诀】如何合理安排家长与孩子的静心练习

静心练习适合每天安排一点时间进行，可以是3分钟，也可以根据喜好自己调整。家长每天花一点时间和孩子一起享受安静时光是非常有必要的。静心练习不仅可以让家长和孩子都能够通过片刻的宁静放松、减压，而且可以通过习惯的培养让孩子懂得自主地安静下来。那么如何安排每天的静心练习呢?

首先，带领孩子做一遍本章所有的静心练习，找出孩子最喜欢的一种。例如孩子喜欢彩绘，家长就一周安排2~3天的时间，做彩绘的静心练习。从孩子的兴趣开始，让孩子想到这样的时光就会有美好的感受。

其次，观察孩子的薄弱项，各个击破。例如，如果家长发现孩子在“倾听静习冥想”练习中，总是没办法静下来、缺乏耐心，说明孩子需要这样的练习。家长需要花一些心思去变换方式，选择孩子感兴趣的话题进行交流，避免引起孩子的反感，让孩子慢慢接受。

最后，任何练习都是循序渐进的，尤其是对于年龄较小的孩子，练习时间要短，家长更要多一些耐心。可能刚开始练习时，孩子彩绘时只能安静3分钟，或者观察云朵时刚躺下就跑开了，家长要理解这都是非常正常的，因为3~6岁的孩子只会把专注力放在他们感兴趣的事情上。家长要多一些耐心，多用童趣的语言引导孩子，孩子一定会体会到乐趣，由被动转化为主动。

孩子在瑜伽练习中，“静若处子、动若脱兔”就是最好的状态。当孩子通过全方位的瑜伽练习，能够逐渐控制自己的行为，相信瑜伽这颗种子，将会伴随孩子的成长生根发芽，帮助孩子茁壮成长。

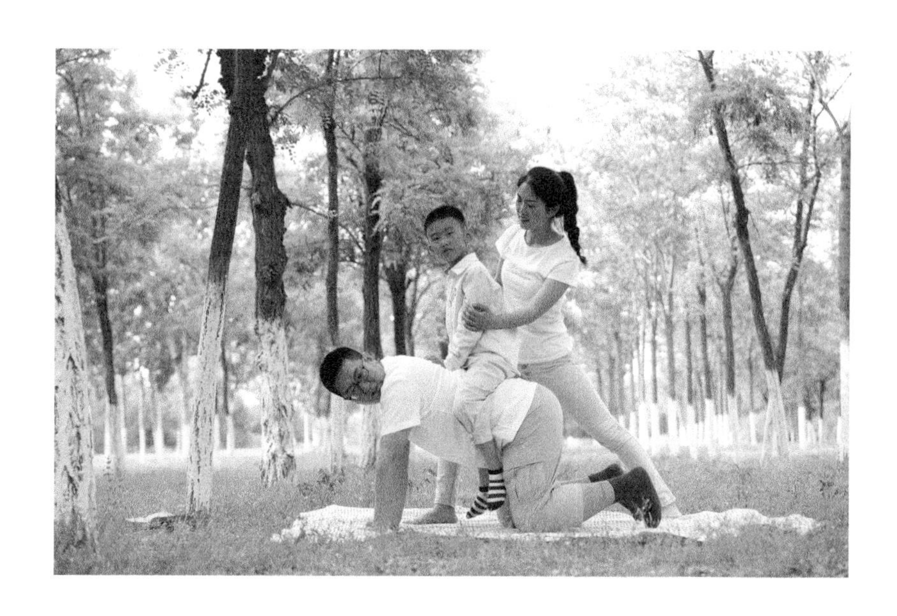

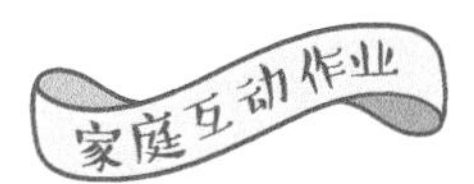

家长和孩子一起制订一个安静计划，每天多一点安静的时光，生活也将变得轻松、美好。

第7章 提高沟通力，让亲子关系更亲密

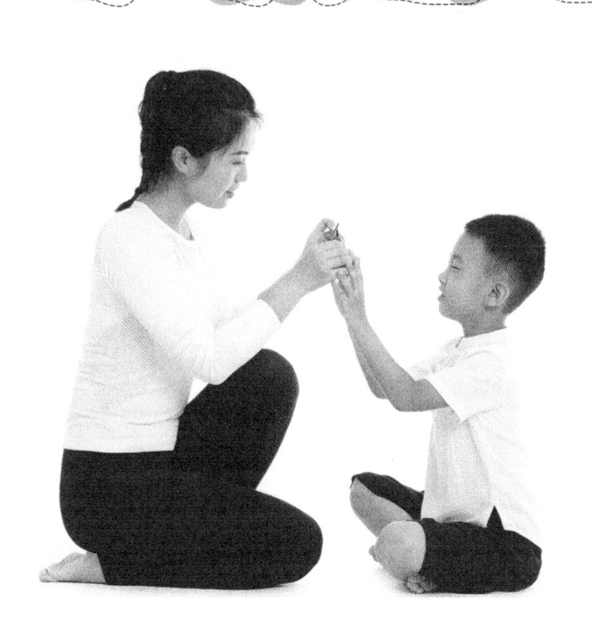

沟通力是现代人必不可少的一项能力。好的沟通力可以使孩子从小具备良好的社交能力，使其不仅能够准确表达自己的想法，有效与他人沟通，获得别人的帮助，更能够增加自信心，增强适应能力。而孩子沟通力的启蒙老师则是家长，家长要给孩子塑造一个良好的沟通环境，提高孩子的沟通力。这样当出现冲突与矛盾时才更容易解决，也能让亲子关系更加亲密。对于3~6岁的孩子而言，“做游戏”则是最好的练习方式。

7.1 学会沟通与合作，让孩子成功迈出社交的第一步

乐乐是一个非常安静的小男孩，今年4岁了，刚上幼儿园。妈妈发现他很难融入集体，总是一个人待着。看到别的小朋友在玩，乐乐也只是远远地看着。妈妈问他："你想跟小朋友玩吗？"乐乐说："想，但是我不知道怎么加入他们，我担心他们不跟我玩！"妈妈鼓励他："你勇敢地过去，他们会愿意和你玩的！"但是乐乐总是很为难，即便妈妈一句一句地教他该怎么说，他就是开不了口，妈妈为此很苦恼。

其实像乐乐这样的孩子生活中很常见，尤其是3~6岁的孩子，刚进入幼儿园开始集体的生活，要面对的第一个困难就是如何与其他小朋友相处。此时孩子还在懵懂的阶段，如果恰好语言发展较慢并且性格相对内向，就很难融入集体。所以培养孩子的沟通力，一方面是培养表达能力，另一方面也是帮助孩子更好地融入集体生活。

孩子的沟通力指的是他通过别人的语言和肢体动作了解他人的想法和感受，同时准确表达自己想法的能力。而语言表达能力是沟通力中最重要的能力，沟通力强的孩子会更愿意参与团体活动，其人际交往能力往往也更强。

性格、父母的个性及教养方式都会对孩子的沟通力产生影响，而后天的教养方式影响更大。所以父母的教养是非常重要，对于那些不愿意与他人交流的孩子，家长首先要给予充分的理解。同时，家长要帮助孩子充分意识到，融入集体是一件愉快的事情，让孩子勇敢迈出社交的第一步。另外，在日常生活中，家长要教孩子在集体中遵守规则、有合作意识、信任他人，培养其在团体合作中解决问题的能力和耐挫力，这样孩子的沟通力就会有更全面的提高。

在这一章，我们将通过瑜伽游戏的方式，从规则感、合作力、信任感、解决力和耐挫力几个方面，帮助家长培养孩子的沟通力，也让亲子关系更亲密。

体式名称：小鸡式（瑜伽名称：站立龟式）

步骤说明

- 站立准备，双脚间距略比髋宽，脚尖指向正前方。
- 膝盖弯曲微微下蹲，双手从双腿的内侧环绕小腿，抬头向前看，就像一只小鸡，如图7-1所示。保持这个姿势向前走，走10步后蹲下休息。

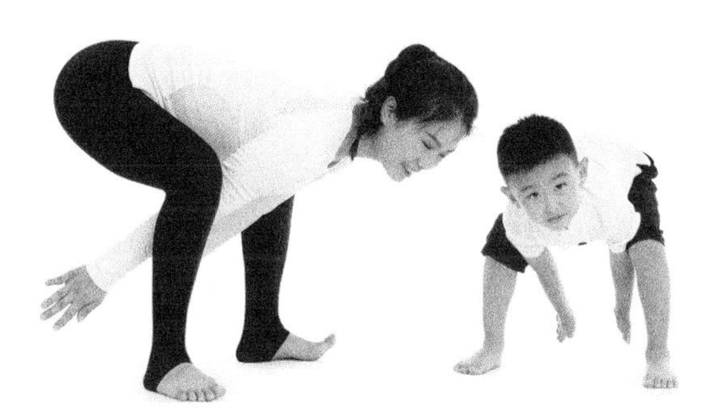

图7-1

温馨提示

做这个动作时孩子容易头重脚轻，所以俯身向下时要抬头向前看，以确保孩子的安全，同时尽量让孩子保持舒适的状态。手的位置可以根据情况略做调整，例如放在脚踝处或者脚面上，保证可以向前走即可，如图7-2所示。家长可以带领孩子，像是母鸡带着小鸡，帮助孩子把步伐放慢以保证安全。

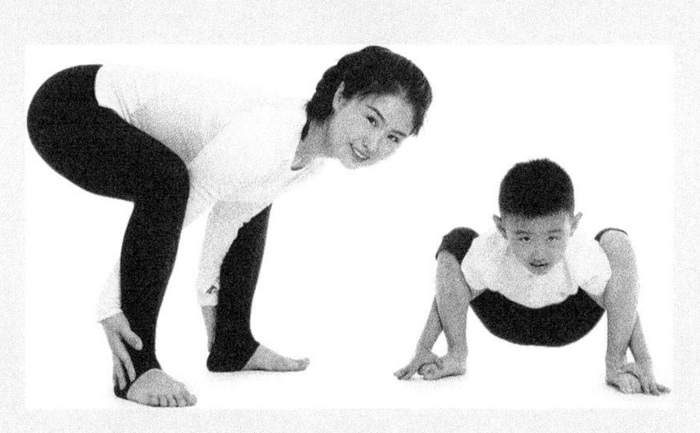

图7-2

体式功效

✿活动四肢，放松背部，抬头时可以缓解因低头造成的颈部不适。

亲子互动游戏

在前面的章节中我们学习过“小鸭式”。在这个游戏中，家长和孩子可以分别扮演小鸡和小鸭，边讲故事边练习瑜伽，如图7-3所示。

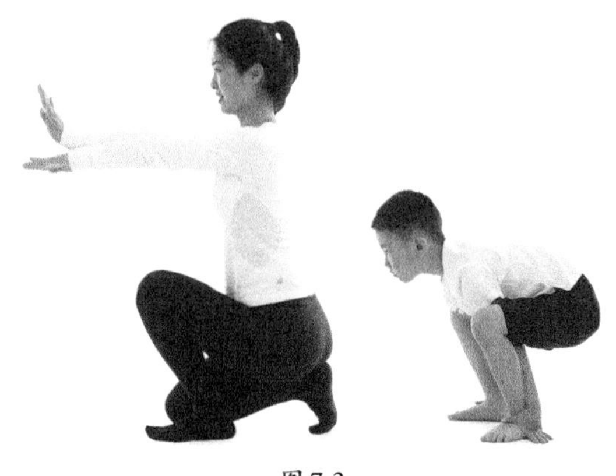

图 7-3

另外，家长和孩子还可以进行“小鸡小鸭快走比赛”，边播放儿歌《小鸡小鸭》，边比赛向前走，看看小鸭和小鸡谁走得又快又稳。

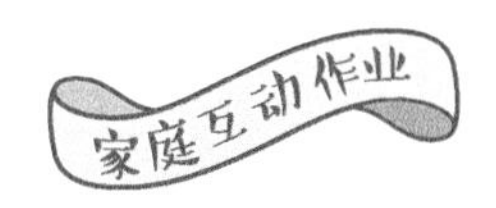

家长给孩子讲一个关于合作的故事，并扮演小鸡和小鸭，围着客厅走一圈。

7.2 规则感:“123瑜伽树”小游戏，让孩子建立自己的规则

俗话说“无规矩，不成方圆”，大到国家，小到家庭，有规矩才有秩序。孩子的规则感需要从小培养，让孩子知道生活中要遵守交通规则、游戏规则、人

际交往规则等。孩子3~6岁是养成良好的生活和学习习惯的重要阶段，家长需要开始制订规则，并手把手教给孩子规则和要求。家长建立的规则还要适应孩子逐渐提高的能力，尤其要跟孩子的理解能力和行为能力相匹配。规则的制订要循序渐进，分阶段、分步实施。对于学龄前孩子，在游戏中培养规则感的效果最佳。

瑜伽游戏：123瑜伽树

步骤说明

- 家长可以选择在户外或者家里的客厅进行，两个人或多人都可以。将场地的两端分别设置为“起点”和“终点”。其中一个人是发指令者，站在终点背对着大家，剩下的参与者在起点处站成一排。当发指令者说“123”时，大家开始向前跑；发指令者说“瑜伽树”时，所有人都要保持单脚站立的“树式”姿势。发指令者检查，如果发现谁没有保持平衡，则退回起点重新出发。第一个走到终点的人获胜，游戏结束，所有人依次担任发指令者。

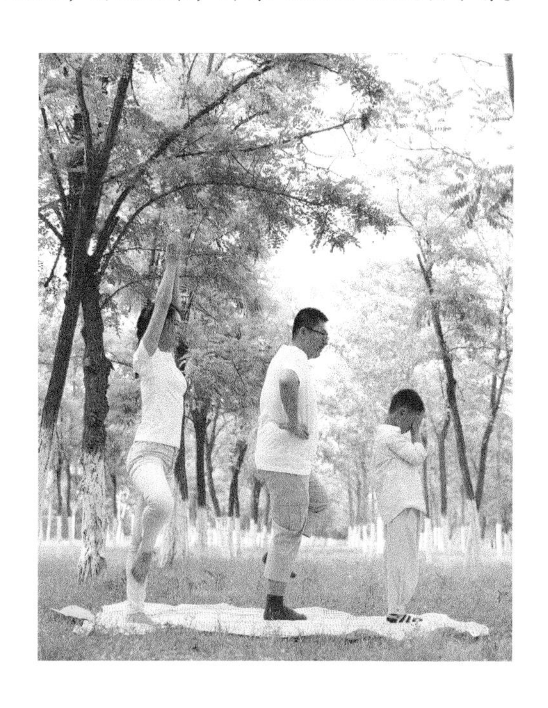

这个游戏和“123木头人”基本一致，不同的地方是当发出“瑜伽树”指令时，参与者要保持瑜伽“树式”姿势，这样可以锻炼孩子的平衡能力。尤其对于3~6岁的孩子而言，在瞬间保持平衡是非常不容易的，所以这个游戏既锻炼了孩子的平衡能力、反应能力、身体控制力，也锻炼了孩子的专注力。

游戏延伸

我们还可以在这个游戏中采用其他平衡动作，如丹顶鹤式、海星式等，如图7-4所示。当家长和孩子都熟悉了这些动作之后，就可以任意选择，也可以让孩子创造平衡类动作，开发孩子的想象力。

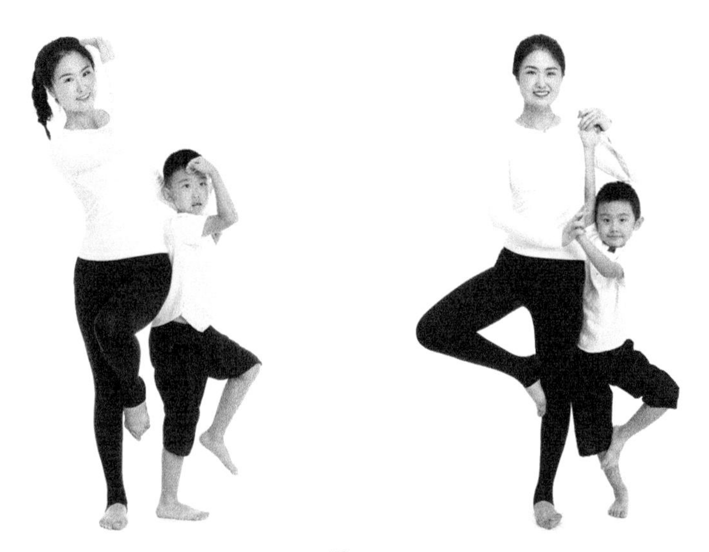

图 7-4

另外，规则可以由孩子来决定，如可将“木头人”的动作指定成孩子喜欢的动作，可以是小狗式、小猫式等，也可以将“木头人”定格在飞行动物、陆地动物、海洋动物等。这样不仅在游戏中练习了瑜伽，也锻炼了孩子的信息整合归纳能力。

将“123木头人”游戏和瑜伽练习整合在一起，一方面游戏规则简单，易于低龄孩子理解，可充分调动孩子参与的积极性；另一方面，方便孩子参与制订规则，让游戏变得多元化，也培养了孩子的规则感。

无论是游戏还是生活，建立规则并不是对孩子施以高压，不给孩子任何自由和选择，而是让孩子成为自己的主人，使规则成为孩子自发的行为习惯和规范。一旦孩子能够自觉遵守规则，家长也会轻松许多。

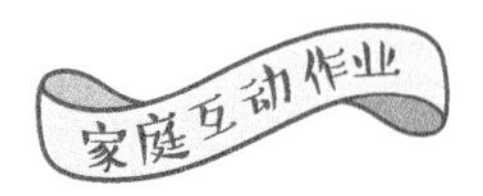

家长和孩子一起做“123瑜伽树”的游戏，说说看你们都一起制订了哪些新的规则。

7.3 合作力：“双人瑜伽”提高沟通力，合作需要彼此交流

奥地利心理学家阿德勒说：“如果一个儿童未曾学会合作，他必然走向孤僻，并产生牢固的自卑情绪。”可见，孩子总是独来独往是不可行的。为了更好地让孩子立足社会，家长应该培养孩子的合作意识。

在日常生活中，家长要主动引导孩子参与集体游戏，多鼓励孩子参加集体活动，让孩子体会到与他人合作的乐趣，从而建立孩子的合作意识。瑜伽中的“双人瑜伽”就可以很好锻炼孩子的合作力。

动作一：石头和蜥蜴

步骤说明

- 家长做婴儿式扮演岩石。孩子跪坐在“岩石”边上，然后向后伸展背部躺在“岩石”上，眼睛看向天空，手臂向头的方向伸展，像是一只蜥蜴在岩石上晒太阳，如图7-5所示。

这个动作可以帮助孩子改善不良体态，也可以让孩子的呼吸更充分。家长做婴儿式可以舒展后背，释放腰背部压力。

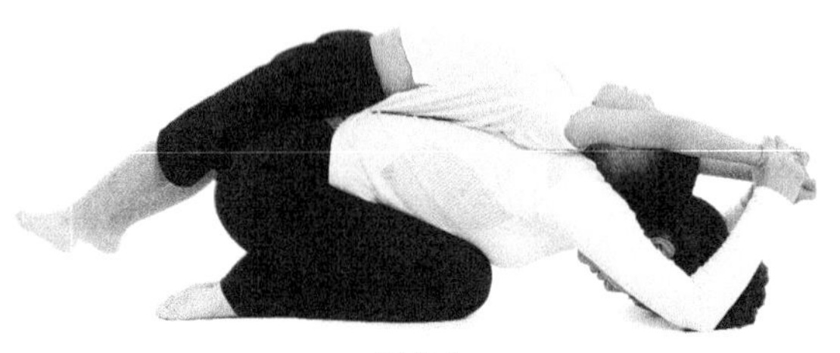

图 7-5

动作二：电视机

步骤说明

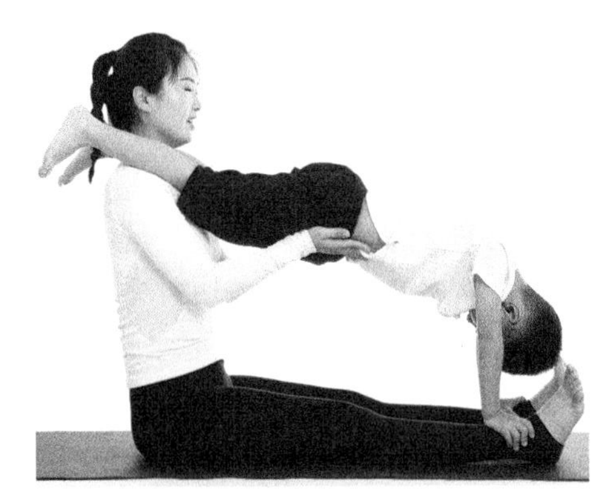

图 7-6

♦ 家长双腿伸直坐在地面上，上身与地面垂直，做好与孩子配合的准备。孩子在家长身体的上方，双手抓住家长的脚踝或者放在脚踝两边的地面上。孩子抬起腿，抬在家长的肩上，家长用两只手分别手托住孩子的髋部，让孩子保持平板式，两人组成了长方形的“电视机”，如图 7-6 所示。

温馨提示

家长需要根据孩子的身高调整手的位置，可以握住孩子的脚踝或小腿，或者托住双腿，以确保孩子是安全、舒适的。这个动作需要用到家长核心和手臂的力量，所以可以由爸爸和孩子完成，妈妈在旁边保护，让孩子更有安全感。

动作三：长颈鹿

步骤说明

♦ 家长做小猫式，让大腿和双臂与地面垂直。孩子站在家长身体的一侧，抬起一只脚，将腿放在家长的背上，然后双手向上，变成长颈鹿的脖子，双人配合，组成一只长颈鹿，如图7-7所示。

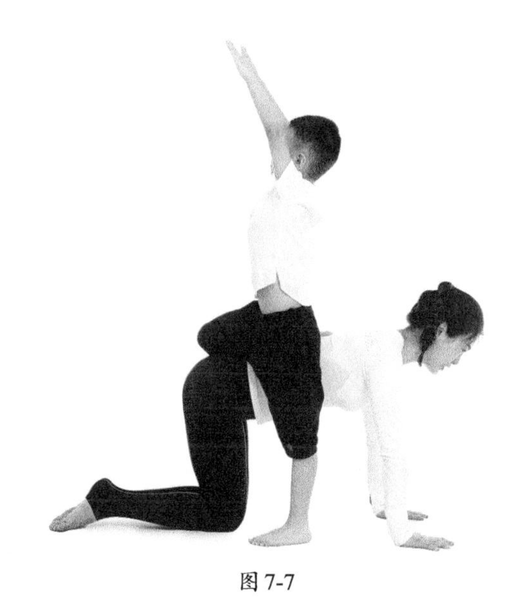

图7-7

这个动作可以锻炼孩子的平衡能力，舒展四肢，矫正体态，还能增强亲子之间的默契。

动作四：双人大象

步骤说明

◆ 家长和孩子并排站在一起，两人内侧的手拉在一起，变成大象长长的鼻子。双方外侧的手分别从“象鼻子”的前方绕过，并捏住对方的鼻子，如图7-8所示。家长和孩子弯腰向下，合作变成一只“大象”，可以尝试向前行走。

这个动作可以锻炼身体的柔韧性和四肢的协调性，同时对彼此之间的配合是一个挑战，需要互相商量，用舒适的身体姿态完成动作。

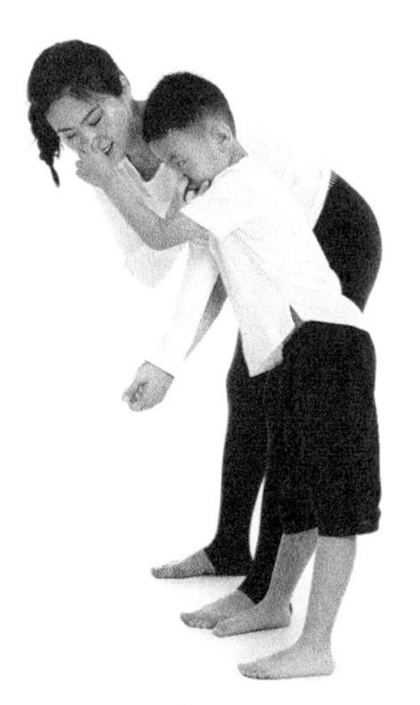

图7-8

动作五：旋转门

步骤说明

家长和孩子面对面站立，右侧小臂握在一起，左侧手臂伸直。同时松开右手，手臂向右侧打开，身体转向右侧，同时指尖指向身体的正后方，眼睛看向右手指尖的方向，保持3次呼吸，身体回正，左侧小臂握在一起，右侧手臂伸直，做反方向的动作。如图7-9所示。

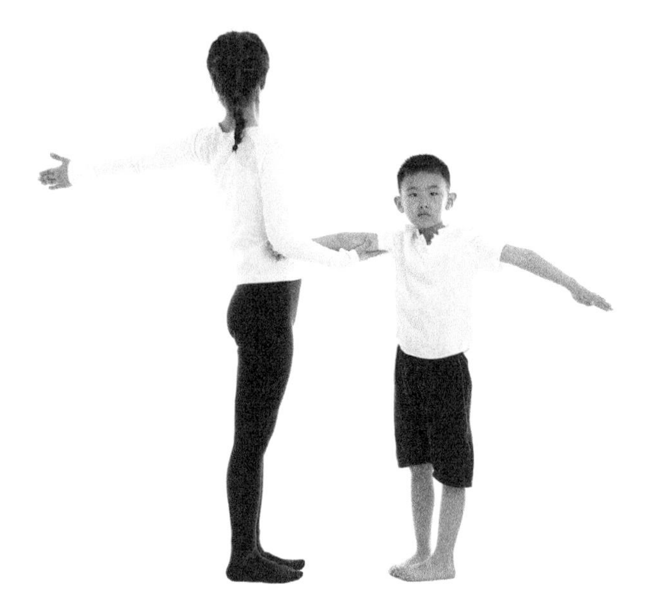

图7-9

这个动作可以锻炼腹部肌肉力量，双方在互相拉住的过程中可以建立信任感。

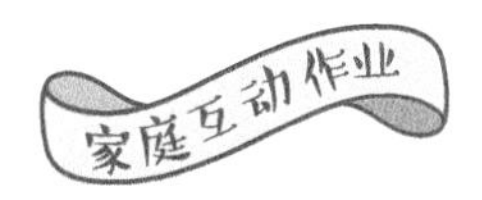

家长和孩子一起挑战双人瑜伽动作，感受合作的力量。

7.4 信任感："信任跟随"瑜伽游戏，彼此信任建立良好友谊

信任是人与人之间的桥梁，没有了信任，人们彼此间就少了真实，会产生隔阂。朋友之间如此，亲子之间更是如此，因此，家长要给予孩子足够的信任。瑜伽的拉丁语字源有"连接"之意，而亲子间建立信任感也是一种连接。

瑜伽游戏：信任跟随

道具准备：眼罩或纱巾。

步骤说明

- 选择5~10米的距离，设置起点和终点。家长和孩子站在起点处，家长先作为带领者，孩子作为跟随者。用眼罩或纱巾蒙上孩子的眼睛，家长带领孩子走到终点。整个过程中不能有肢体碰触，家长可以拍手或者发出口令，指挥孩子向前走。顺利走到终点后游戏结束，交换角色继续游戏。

温馨提示

这个游戏可以在户外或者是家里的客厅内进行，要避免周边有过多障碍物。这个游戏完全需要依靠听力进行。当孩子被蒙上眼睛，又不能拉住家长的手时，他的内心是担心和恐惧的，家长的声音就是孩子最大的安慰。完成任务后，孩子内心的恐惧会消失，对家长也会更加信任。同时，家长在游戏中的表现，也能让孩子学到如何获得别人的信任。

如果家里的家庭成员较多，可以全家总动员，两两一组以比赛的方式进行游戏。人数增加时，干扰也会增加，则需要每个人更加专注地听暗号才能顺利完成。这个过程强化了孩子听觉的敏锐度，提高了孩子的专注力和抗干扰的能力。难度的增加也让孩子完成比赛后会更有自信心。

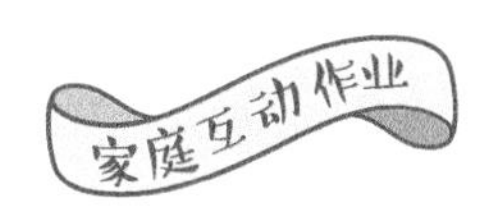

家长和孩子一起来做“信任跟随”的游戏，全家总动员，看看你和谁最有默契吧！

7.5 解决力：一根“小木棍”，帮助孩子提高解决问题的能力

“自己的事情自己做。”这是我们从小就受到的教育。但很多家长常常嘴上说着让孩子自己做，实际却是事事“包办”，一边念叨着孩子什么都做不好，一边上手帮忙，剥夺了孩子练习的机会。孩子的事就应该自己解决，若家长过分呵护，反而会使孩子失去自信。被过分“包办”的孩子长大后很难有独立的人格，会事事依赖他人，遇到问题不会自己解决。所以，想让孩子学会自己解决问题，先要让孩子自己动手。孩子小时候能够解决自己的小问题，长大后就能解决大问题。

在亲子瑜伽的练习中，家长和孩子都可能是初学者，常常会遇到各种困难，例如柔韧度和力量不够，导致一些动作无法完成，其实我们可以借助一些小道具来完成。接下来就介绍一个亲子瑜伽中常用的小道具——小木棍，它不仅可以帮助我们在做瑜伽时增加空间，让合作类的动作更容易完成，还可以让瑜伽练习更加丰富多彩。

瑜伽游戏：小木棍游戏

这是一组使用小木棍做的热身，家长需要准备几根大约20厘米的小木棍，注意表面要光滑，保证孩子可以舒适地握在手里。

动作一：呼啦圈

家长和孩子面对面站立，保持山式站姿。右手拿着小木棍，将小木棍从身体的前侧传给左手，左手再将小木棍从身体的后侧传给右手，使小木棍绕身体

一周。同一个方向交换10次，然后再反方向进行。

动作二：大风车

右手拿着小木棍高举过头顶，屈肘在背后传递给左手，如图7-10所示。接着左手向上，举过头顶，屈肘在身后将小木棍传递给右手。

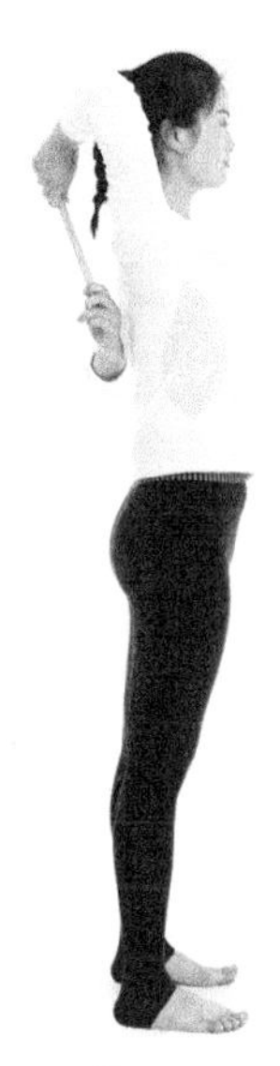

图7-10

这个动作的手臂动作是瑜伽中的牛面式，可以活动肩膀。尤其是如果家长肩膀的灵活性不够好，自己很难做到牛面式，就可以借助小木棍完成动作。

动作三：剪刀腿

双脚分开站立，将小木棍放在两脚之间。跳跃起来后瞬间将双腿交叉，落地变成“剪刀腿”，使小木棍依然处于两脚之间，重复动作10组，如图7-11所示。

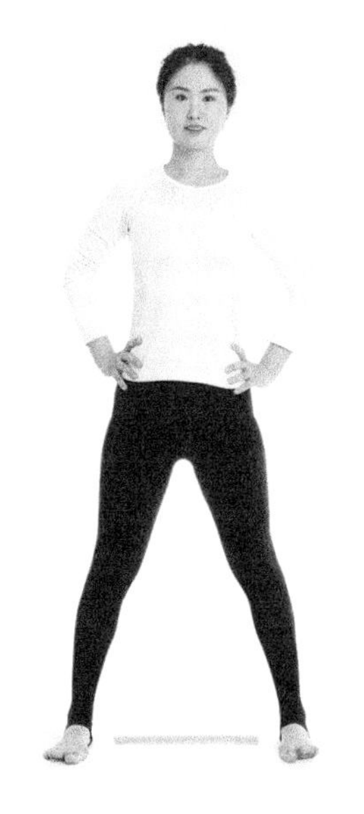

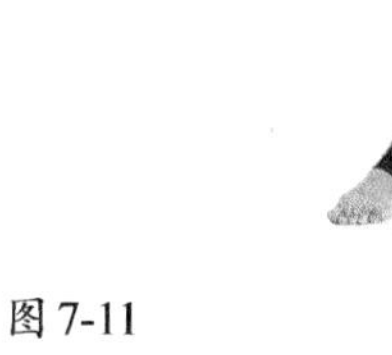

图7-11

这个动作可以练习双腿的灵活度和反应能力，跳跃的过程也充分调动了身体的能量。

动作四：滑滑梯

躺在地面上，弯曲膝盖，双手放在身体的两侧，将小木棍放在肚子的位置。吸气，抬起臀部，身体呈斜坡状，小木棍会像滑滑梯一样，从肚子滑到肩膀的位置，做5~8组。

这个动作是瑜伽中的桥式，可以锻炼双腿、臀部、核心的力量。

动作五：挖土机

坐在地面上，弯曲膝盖，双手放在身体的后方，背部挺直。用双脚夹起小木棍，大腿向上伸，然后模仿“挖土机”上下摆动小腿，如图7-12所示。整个过程中保证小木棍不掉落，做10组。

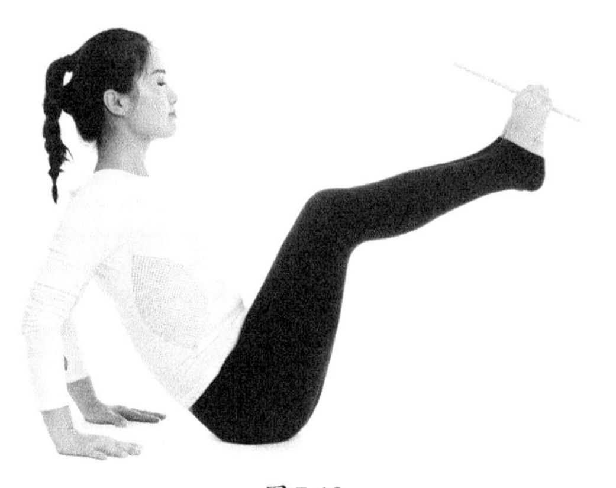

图 7-12

这个动作可以锻炼双腿和核心的力量，练习时背部要始终保持挺直。

动作六：雨刷器

俯卧在地面上，双腿并拢，全身肌肉收紧，左侧小臂撑地，右手握住小木棍向前伸。吸气，抬起上半身，左右摆动小木棍，像“雨刷器”一样，左右摆动6次休息一会儿，做3组练习。如图7-13所示。

这个动作是瑜伽中的蝗虫式，可以锻炼背部力量，还能够锻炼手臂力量。

以上热身完成之后，家长和孩子可以稍微调整呼吸，让体能尽快恢复。接着，两人做“木棍解锁”的游戏。

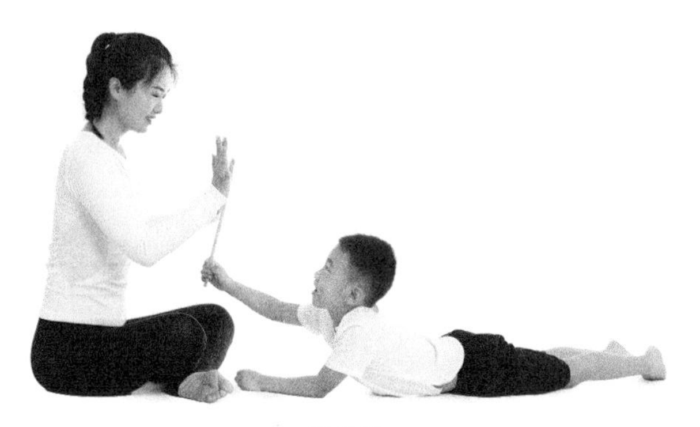

图7-13

家长和孩子面对面站立，使用两根小木棍，双手分别握住小木棍的一端。接着尝试将双手向上、下、左、右4个方向移动，整个过程中不要让小木棍掉落。还可以将一根小木棍放低，两人从上方迈过，转身背对背，在不换手、不掉棍的情况下，调整到面对面的状态，如图7-14所示。整个过程都在考验家长和孩子的默契程度。

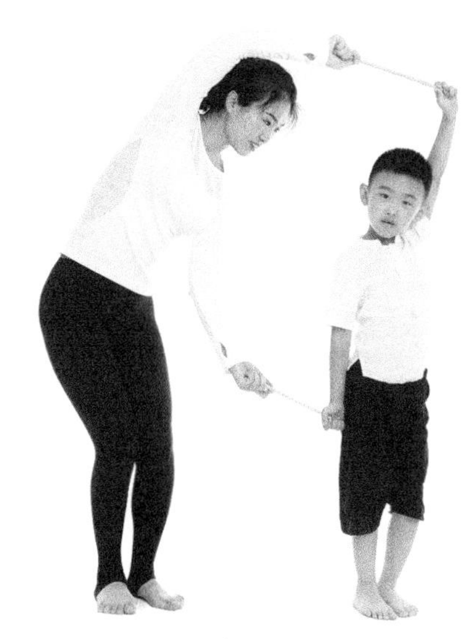

图7-14

游戏延伸

“木棍解锁”游戏也可以多人一同进行，每人拿一根小木棍，围成一个大圆，用手握住其他人手中的小木棍的一端，让彼此连接在一起。其中一个人引导大家做任意动作，如图7-15所示。整个过程中大家要齐心协力、步调一致，时刻关注身边其他人的状态，才能保证小木棍不掉落。另外，多人一起做游戏时容易步调不一致，可以让孩子思考如何保证所有人步调一致。这个过程就是在锻炼孩子解决问题的能力，让孩子在游戏中思考，提高孩子的领导力。

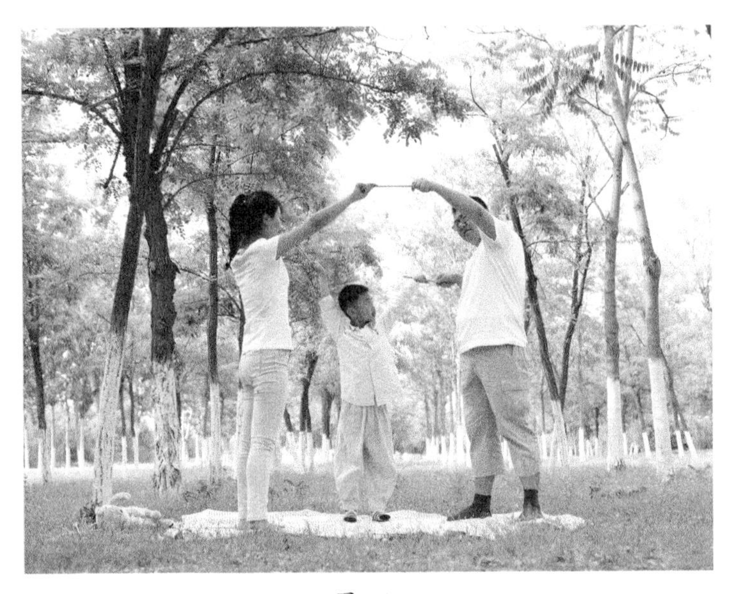

图7-15

孩子解决问题的能力需要在生活的点滴中培养。家长需要注意的是，当孩子遇到困难和问题时，不要急于帮孩子解决，家长无休止地帮忙，只会使孩子形成肢体和思想上的惰性。另外，家长要及时肯定、鼓励孩子积极思考，孩子得到认可之后会更愿意主动思考、解决问题。

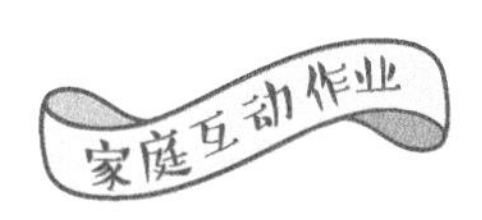

家长和孩子一起完成“木棍解锁”游戏，全家总动员，说一说你们“解锁”的诀窍吧！

7.6 耐挫力：成功需要多多练习，用瑜伽游戏锻炼孩子的耐挫力

东东是一个活泼可爱的小男生，但有一个问题一直困扰着东东的妈妈，就是东东太争强好胜了，每一次做游戏，东东只要输了就会立刻发脾气或大哭，不愿意再继续。即便家长告诉东东，比赛有输就有赢，输了很正常，不要放在心上，也基本没有效果。同样，在学习中如果做错题，或者无法完成任务，东东也会特别生气。简单来说就是一不顺心就会情绪失控。

耐挫力差在孩子身上是很常见的问题，家长不能用“胜败乃兵家常事”这样的话去劝说孩子，尤其是对于低龄的孩子。家长必须要理解孩子受挫后的心情，理解他的不服输以及对“赢”的期待，肯定他的努力。只有被理解和认可之后，孩子才有可能听进去其他劝说。

如何让孩子及时从挫折中调整过来呢？这就需要锻炼孩子的耐挫力。家长需要告诉孩子：成功需要多多练习。给孩子设立目标，让他看到自己反复练习后的进步，相信自己可以战胜困难，而“相信自己”则会让孩子在面对挫折时更有勇气！在瑜伽练习中，当孩子遇到一些较难的动作，怎么做都做不好时，就会出现气馁、沮丧的情绪，甚至有放弃的想法。家长除了调整练习的难度之外，更重要的是帮助孩子通过多次练习建立自信心。

在瑜伽练习中，家长可以通过闯关游戏来帮助孩子建立自信心，提高孩子的耐挫力。下面的瑜伽练习共有6关，需要5~10米长的空间，设置一个起点和终点。家长要记录下孩子完成这6关耗费的时长，通过多次记录，让孩子看到只要多多练习，耗时会越来越短，自己会越来越熟练。

闯关前要进行热身。

家长和孩子站在起点处，进行深蹲热身。需要注意的是，下蹲时要求先右手在上，左手在下，双手交叉拉住耳朵；第二次下蹲时，左手在上，右手在下，交叉拉住耳朵，如图7-16所示。每一次下蹲都交换双手的顺序，完成20组练习。

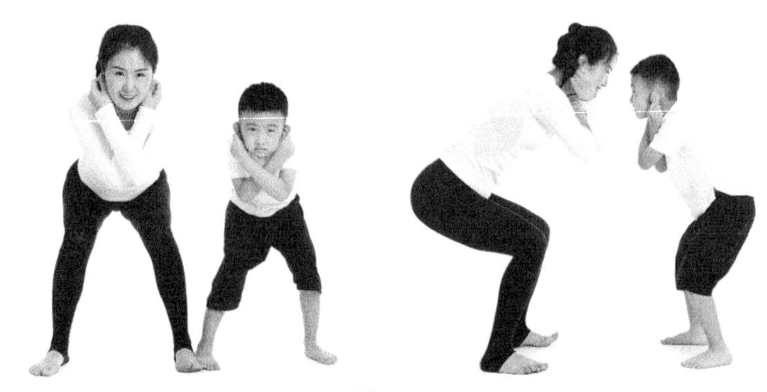

图 7-16

第1关，小狗向前冲。从起点出发，家长和孩子一起做小狗式，如图7-17所示，一直爬行到终点。

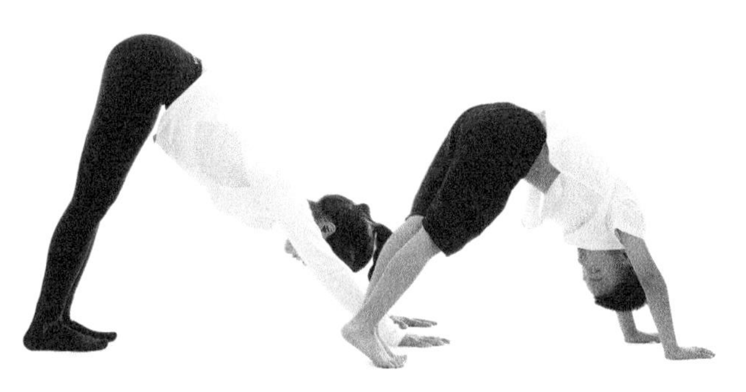

图 7-17

第2关，青蛙跳荷叶。在终点处做小青蛙式，如图7-18所示，往回跳跃到起点。

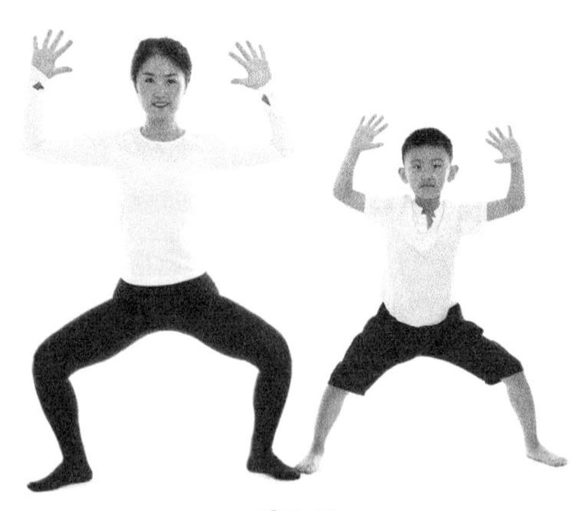

图 7-18

第3关，螃蟹过河。在起点处变成“小螃蟹”。坐在地面上，手放在臀部的后方，抬起臀部，双臂位于肩部下方，膝盖成约90°，如图7-19所示，四肢着地爬到终点。

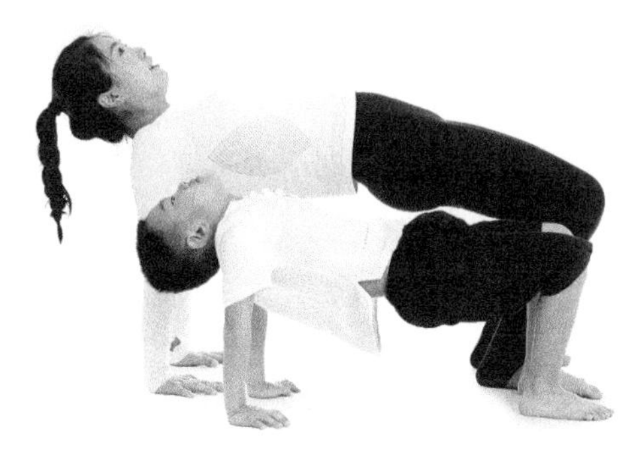

图7-19

第4关，穿越隧道。到达终点后，俯卧在地上，想象自己在通过一个隧道，匍匐向前，爬行到起点。家长可以用长长的毛毯或爬行管做一个隧道，让孩子从终点爬回起点。

第5关，豌豆射手。孩子俯卧在地上，用手拿一个小球当作“豌豆”，将“豌豆”投入筐中，如图7-20所示。扔进10颗“豌豆”后，完成第5关。

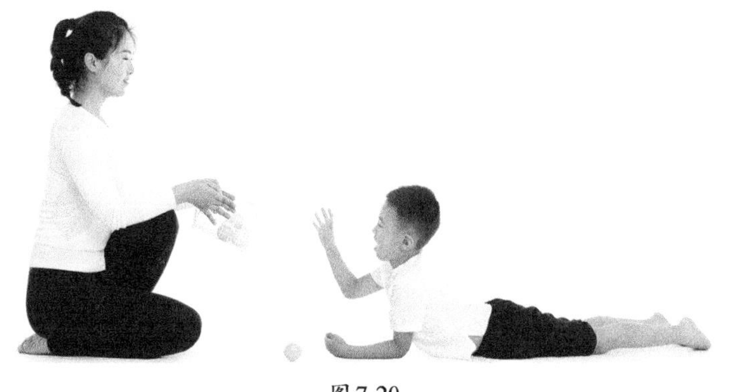

图7-20

第6关，蜘蛛上墙。

第1步，家长站在孩子身后充当“墙”，孩子趴下，臀部坐在脚后跟上，用脚背贴紧家长的脚背。

第2步，变成“小猫”，臀部抬离脚后跟，让大腿、手臂与地面垂直。

第3步，变成“小狗”，抬起膝盖，腿部伸直，手有力地撑地。

第4步，依次抬起双腿，将脚踩在家长的髋部，手臂用力撑住地面，完成“蜘蛛上墙”，保持数3个数，如图7-21所示。

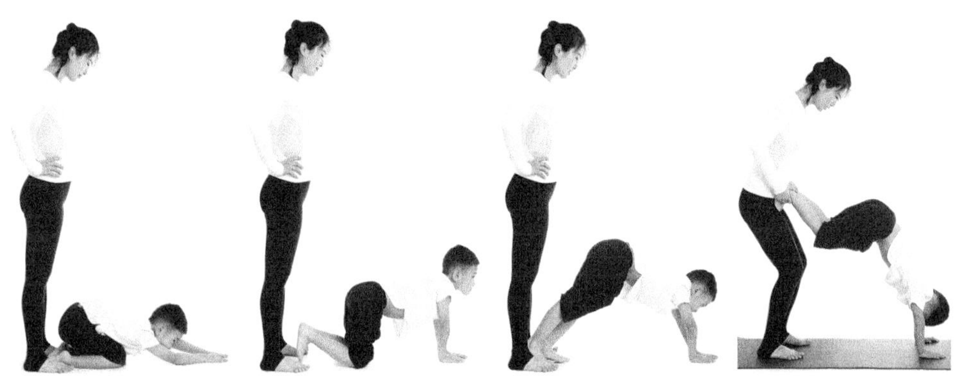

图7-21

“蜘蛛上墙”是一个难度较高的动作，对应瑜伽中的“半手倒立”，可以锻炼手臂的支撑力和核心力量。在做这个动作时，要提醒孩子双手用力推地，双脚用力蹬。家长可以蹲在孩子头部前方，双手扶住孩子的背部，保证孩子的安全，如图7-22所示。

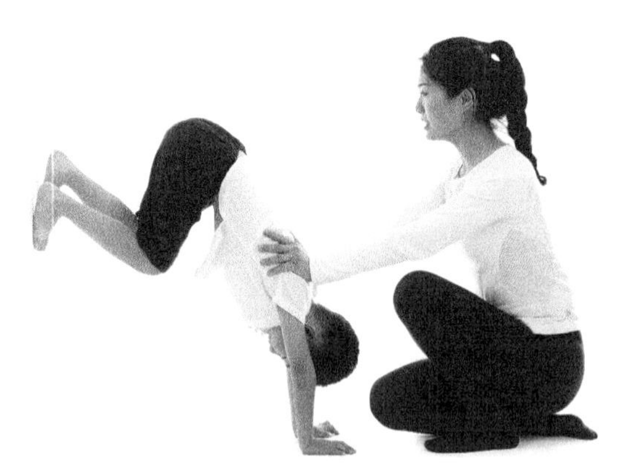

图7-22

这一套动作可以锻炼孩子四肢协调力、背部和腹部的力量，通过层层闯关，可以帮助孩子建立自信心。同时家长也可以和孩子一起设置闯关环节，选择孩子喜欢的动作和游戏作为闯关内容。家长可以将最后一个关卡设置成孩子一直不愿尝试的动作，通过练习，让孩子更有勇气和信心，增强其耐挫力。

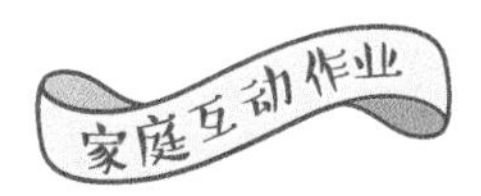

家长和孩子一起做闯关游戏并计时，看看各自用了多长时间。连续5天做游戏并记录，帮助孩子建立自信心吧！

7.7【瑜伽练习小秘诀】如何让全家人一起练习，让家庭其乐融融

在孩子的成长过程中，对他的影响最大的就是家庭环境，一个好的家庭环境可以让孩子拥有健康的心理和健全的人格。孩子的成长过程需要父母的高度参与和高质量的陪伴。

对于瑜伽练习，可能会有一些家长觉得这是妈妈做的事，但其实它非常需要爸爸的参与。在练习中，要让孩子感受到妈妈的耐心、爸爸的担当，让孩子知道父母是自己永远的依靠，是值得信任的。边游戏边健身，可以让家庭氛围更加融洽，使亲子沟通不再是难事。

本章的很多游戏都适合全家人一起做，如123瑜伽树、双人瑜伽、信任跟随、木棍解锁、瑜伽闯关等。如果这些游戏有难度的话，我们还可以用一些创造性的肢体动作与孩子互动。比如下面这个游戏——摆形状。

全家总动员游戏：摆形状

全家人一起用自己的身体摆形状。先让妈妈笔直地躺在地上，爸爸躺在妈妈的旁边，双脚或头部连接形成一个角度，然后让孩子加入爸爸妈妈，3个人连

接在一起变成三角形。家庭成员较多时，可以以这种方式摆出正方形、五边形、六边形等。在摆形状的时候，要求孩子记住形状的名称，并数出形状的边数。

我们不仅可以摆几何形状，还可以摆其他形状，如字母、单词、爱心形状等，如图7-23所示。家庭成员一起充分发挥想象力。每次摆出不同的形状时，记得拍一张照片留作纪念，记录这些美好的瞬间。

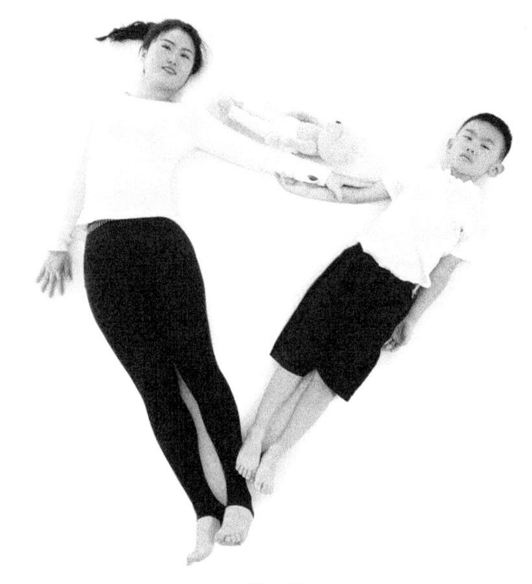

图 7-23

最好的教育就是家庭教育。知识需要用一辈子去学习，而孩子长大的过程却是转瞬即逝的。在孩子种种能力的培养过程中，父母的陪伴和以身作则是最重要的环节。家长和孩子选择自己喜欢的游戏方式，在每周安排一个全家总动员的时刻，这将是孩子每周最期待的时光。

作者简介

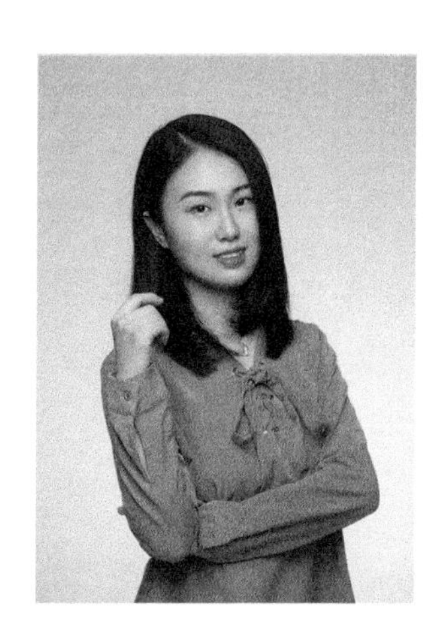

李夏，国际少儿瑜伽协会（ICYA）儿童瑜伽讲师，拥有超过15年的成人瑜伽教学经验，以及超过1000小时的亲子瑜伽、儿童瑜伽教学经验；曾受到各大瑜伽馆、学校以及儿童教育机构邀请，进行儿童瑜伽教学和师资培训工作。李夏老师倡导“有陪伴、有锻炼”的理念，带动超过1万个宝妈，一边练习亲子瑜伽，一边快乐带娃。